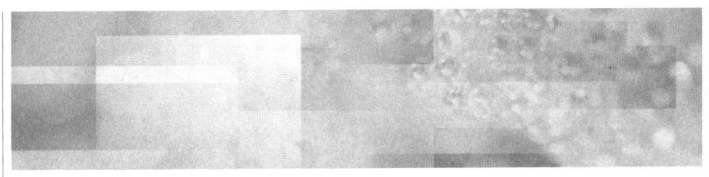

次世代型
医療制度改革

田近栄治・尾形裕也 編著

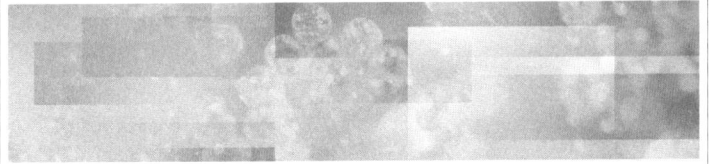

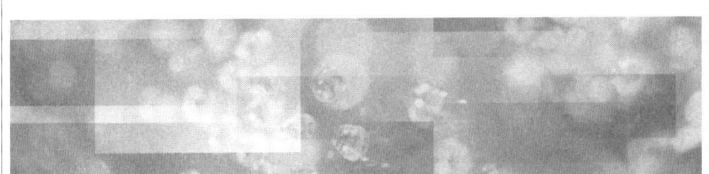

ミネルヴァ書房

は　し　が　き

　高齢化が進行するなかで，年金，医療や介護をはじめとした社会保障への不安が高まっている。その主要な原因の一つは，増大する高齢者への給付費の多くが，社会保険料，税のほか公費というさまざまな形をとって，後代世代の負担となっていることによっている。公費の一部は，公債発行によって調達され，負担は現役世代を超えた，さらに先の世代へと仕送られようとしている。本書は，そのなかで，医療制度に焦点をしぼって，その現状分析と改革の提言を行うことを目的としている。

　そうしたなか，政府も社会保障改革を進めている。医療制度については，長期にわたる議論を経て，2006年6月に構造改革法案が国会を通過し，2008年4月には，新たに高齢者医療制度が発足した。新しい制度は，高齢者医療の持続可能性を高めることを目的の一つとしていたが，制度発足以前から，高齢者の負担軽減のために予算措置がなされたり，発足後は，75歳という年齢で輪切りにされた保険への不満が噴出するなど，政府の改革の意図と反して，新制度が医療制度の先行きを不透明にしている。

　こうした事態を前にして，医療制度改革は，何よりも財政規律を高め，将来世代の負担をできるだけ軽減しつつ，医療の効率性と質を高めるものでなくてはならない。本書は，そうした改革精神を「次世代型医療制度改革」という名に託した。改革は，三つの視点からなっている。

　第一の視点は，医療保険の改革であり，ここでは，公費負担のあり方を抜本的に改めることによって，日本の医療保険に新しい地平線を開くことを目指した。ここではまた，選択の自由を通じた，保険者機能の強化の道を提言する。

　第二の視点は，医療提供体制の改革である。ここでは，「機能分化と標準化」を鍵として，医療機関においては，急性期病床と慢性期病床の再編成を促す一

方，診療報酬制度においては，出来高払いに代わって包括払いを推進することによって，崩壊しかかっているわが国の医療提供体制を立て直すことを提言する。第三の視点は，公的保険を補強する民間保険の役割についてであり，今後，慢性期医療が増大するなかで，公的保険の給付範囲を重点化しつつ，民間保険が公的保険を補足していくことを提言する。

　この改革提言に向けた検討は，大学や研究所，経済学や医学など，所属や専門を異にする医療政策に関心を持つグループによって進められた。多くの研究会を重ねたが，その都度，相互に刺激を受けつつ，「次世代型医療制度改革」の構想に辿りついた。また，研究会では，井伊雅子氏（一橋大学），小林秀資氏（財団法人長寿科学振興財団），笠木映里氏（九州大学），古井祐司氏（東京大学），高智英太郎氏（健康保険組合連合会）から貴重なお話をうかがった。この場を借りて，謝意を表したい。

　進行する高齢化社会における社会保障，なかでも医療制度が，どのようになっていくのかは，国民の最大の関心事となっている。本書が，この重大な課題への取り組みの糸口となることを期待したい。

　2009年5月

編者　田近栄治　尾形裕也

次世代型医療制度改革

目　次

はしがき

序章　本書の目的と構成 …………………………… 田近栄治・尾形裕也 …… 1
　　1　「次世代型医療制度改革」とは　1
　　2　本書の構成　12

第Ⅰ部　次世代型医療制度の提言

第1章　医療保険制度の改革 ………………………………………… 田近栄治 …… 15
　　1　はじめに　15
　　2　「2006年改革」から見える日本の医療保険の実像　18
　　3　「医療保険制度の一元化」と被用者保険間の財政調整　30
　　4　次世代型医療制度における医療保険　35
　　5　おわりに　44

第2章　医療サービス提供のあり方の改革 ………………… 尾形裕也 …… 51
　　1　はじめに　51
　　2　日本の医療提供体制の現状　52
　　3　次世代型医療制度における医療提供体制のあり方　58
　　4　医療保険の保険としての機能の希薄化，弱体化　64
　　5　次世代型医療制度における患者負担と保険給付範囲のあり方　65
　　補節　「混合診療解禁」問題について　71
　　6　おわりに　74

目次

第Ⅱ部　次世代型医療制度をささえる仕組み

第3章　各国医療保険制度 ………………………………… 佐藤主光 …… 81
――保険者改革への含意

1　はじめに　81
2　公的医療制度のタイプ　83
3　医療制度改革　94
4　医療提供体制　107
5　民間医療保険の役割　114
6　保険と連帯　121
7　わが国の医療制度改革への適用可能性　130

第4章　保険者機能の強化について ……………………… 泉田信行 …… 137

1　はじめに　137
2　保険者機能――再考　138
3　保険者の規模と運営　142
4　IT化とコスト削減　146
5　結語――将来に向けて　150

第5章　医療保険者による保健事業への取り組みの意義と効果
………………………………………………………… 福田敬 …… 155

1　保健予防事業　156
2　米国での保健予防事業の取り組み　157
3　日本での取り組み　159
4　保健予防事業と保険制度のあり方　170
5　おわりに　174

v

第6章　診療報酬制度における DPC 包括評価の意義
　　　　　　　　　　　　　　　　　　　　　　　　　　伏見清秀……177
　1　診療報酬制度に基づく公的医療給付の管理　178
　2　ケース・ミックス型医療評価の導入　185
　3　DPC 包括支払いシステムの課題　189
　4　DPC ケース・ミックス・システムの地域医療資源配分への応用　194
　5　今後の診療報酬支払いのあり方に関する考察　196

第7章　民間医療保険の役割……………………田近栄治・尾形裕也……201
　1　はじめに　201
　2　民間の役割　204
　3　医療リスクと保険の設計　208
　4　わが国の民間医療保険の現状　210
　5　諸外国での民間医療保険の役割　215
　6　わが国の民間医療保険の可能性　219
　7　おわりに　222

　索　　引

序章
本書の目的と構成

1 「次世代型医療制度改革」とは

　団塊の世代が退職年齢に差し掛かり，わが国の人口高齢化は今後，ますます進むと予想されている。国立社会保障人口問題研究所の将来人口推計（2006年12月中位推計）によれば，2005年に20.2％であった，65歳以上のいわゆる老年人口の割合は，団塊の世代が75歳に達する2025年には，30.5％となる。その後もこの割合は増大を続け，2050年には39.6％に達すると推計されている。さらに，高齢者の間でも，高齢化が進み，65歳から74歳までの前期高齢者人口と，75歳以上の後期高齢者人口は，2017年にほぼ拮抗し，それ以降は，後期高齢者人口が，前期高齢者人口をずっと上回り続け，2050年には，前期高齢者1人につき，後期高齢者は1.7人となると推計されている。
　このように人口高齢化が進行する一方，年金，医療および介護のいずれをとっても，わが国の社会保障は若年世代から高齢世代への所得移転，すなわち賦課方式，によって支えられている。その結果，社会保障の負担が，後代世代に大きくしわ寄せされることになる。年金を例にこの負担のしわ寄せをみることにしよう。
　年金受給世代である65歳以上の高齢者1人に対して，2005年では，20歳から64歳までの保険料を支払う世代の人々の数は，ほぼ3人であった。年金を受給する高齢者1人に対する，保険料を負担する世代の人々の数は，2025年には1.81人，2050年には1.21人へと減少すると推計されている。おおざっ

ぱな計算であるが、いま、平均的な年金受取額が現役世代の平均賃金の50％であるとし、その支払いは、すべて現役若年世代が負担することとすると、2005年、2025年および2050年の年金保険料率は、16.6％、27.6％および41.3％となる。

もちろん、わが国の公的年金制度は、自営業者と給与所得者では異なった仕組みとなっており、ここでの計算は、今後の高齢化のなかにおける必要保険料のイメージを示したものに過ぎない。しかし、人口の多くを占める給与所得者にとっては、この簡単な計算結果は、賦課方式年金のもとでは、ほぼ年金負担の後代世代への先送りの実情を示すものといってよく、高齢化による年金給付の負担が、後代世代にどれほど重くのしかかるか物語っている。

後代世代への負担のつけまわしは、年金だけではない。医療や介護保険も高齢者への給付額の多くは、現在のわが国の財政方式では、さまざまな形をとりながらも、後代世代の肩にのしかかっていくことになる。こうしたなかで政府も、2004年には公的年金改革、2005年には医療保険改革、2006年には介護保険改革に着手している。公的年金改革では、年金保険料率の上限を設定し、それに見合って将来の年金給付額を自動的に削減する仕組み（マクロ経済スライド）などが導入された。それに対して、医療や介護では、後代世代への負担の先送りを抑える有効な改革がなされない状態が続いている。そのなかで年金記録問題に端を発した社会保険庁の解体まで加わって、社会保障改革はなかなか進まないまま、国民の不安は増大している。

そうしたなかで、本書は、わが国の医療制度を取り上げ、現状分析を踏まえて、その改革について提案を行うことを目的としている。高齢化が本格化するなかで、政府もけっして医療制度改革に手をこまねいていたわけではない。高齢者医療制度のあり方を中心として、この10年近い間、さまざま検討が行われてきた。その長い議論の到達点が、2005年12月の政府・与野党合意による「医療制度改革大綱」であり、その後、この大綱の内容は、2006年6月、「健康保険法等の一部を改正する法案」および「良質な医療を提供する体制の確立を図るための医療法等の一部を改正する法案」となって、国会を通過した。

この改革の主眼の一つは、それまでの老人保健制度に変わる高齢者医療制度の創設であり、2008年4月から、65歳から74歳までの高齢者と対象とした「前期高齢者医療制度」と、75歳以上の高齢者を対象とした「後期高齢者医療制度」が発足した。すでに述べたように長い年月をかけた結果の改革であったが、いざその時になると、後期高齢者や終末期という言葉の是非をはじめとしたさまざまな問題が噴出した。

なかでも、高齢者への負担が大きな問題となり、1割から2割へと増加することが決められていた、70歳から74歳までの医療費の自己負担割合の引き上げや、75歳以上で新たに保険料を払うことになる人（被用者保険の被扶養者）の保険料が凍結された。このことだけでも、制度発足に先立って2007年度の補正予算で、ほぼ1600億円に及ぶ新たな財源の調達が必要となるなど、皮肉なことに、高齢者医療の財源の安定化を図った改革の当初の意図とは反して、さらに多くの負担が公費につけまわされる結果となった。

このように医療制度改革の混迷が続くなか、本書は新たな改革を提案する。それを「次世代型医療制度改革」と呼ぶが、その理由は、これまで経験したことのない高齢化社会において、将来世代への負担の安易な先送りを阻止し、厳格な財政規律を求めつつ、適切な医療サービスの提供を可能とする制度を目指すものだからである。その骨格は、つぎの四つの要素からなる。

- 医療保険の特殊性と適切な政府関与の必要性
- 医療保険の改革——持続可能な財政と国民のより自由な選択
- 医療提供体制の改革——医療サービスの効率化と質の改善
- 公的保険と民間保険の役割分担

改革の具体的な内容は、本文の各章で示されるが、ここではその概要を述べる。医療制度の改革に先立ち、第一に認識すべきことは、医療保険をめぐる市場の特殊性である。問題は、医療保険を供給する側と購入する側との間で、情報量の偏在（非対称性）があること、および技術革新がかならずしもコストの

低下を招かないことなどから生じている。

　健康状態に関する情報は，医師・医療機関や保険者など供給側より患者側に偏在する場合もあれば，逆に，検査結果などを通じて供給側に偏在している場合もある。そのいずれにしても，医療保険を市場にすっかり委ねてしまえば，「市場の失敗」が生じる。かりに，患者側に情報が偏在していれば，供給側にとっては，医療コストのかかるリスクの高い患者が集まり，採算上，保険料を上げざるをえない。その結果，治療を受けるのは，高い保険料を払ってもよい人たちであり，保険加入者のリスクがさらに高くなり，市場が次第に消滅する結果となる。逆に，供給側に情報が偏在していれば，すでに病気にかかっていることなどにより医療コストのかかる個人には，医療サービスや保険が提供されない可能性がある。したがって，かけがえのない健康を市場に完全に任すことはできない。

　医療はまた，日進月歩の技術革新の場でもある。しかし，最先端の技術であり，開発にともなうリスクも非常に高いことから，知的所有権の壁に守られている。また，治療の多くは，そのひとつずつがオーダーメイドであり，「大量生産」が不可能である。そうしたことから，医療においては，技術革新は，コストの低下に結びつかない。また，先端医薬や治療方法に関する情報は，医師・医療機関側に偏在していることも重ね合わせると，技術進歩が，コストをさらに引き上げることも考えられる。

　こうしたことから，医療サービスや保険においては，他の多くの市場とは違って，競争的な市場が，ただちにサービスの向上につながるわけではない。所得の低い人にも，健康状態のすぐれない人にも，医療サービスが提供され，その質が保たれるためには，政府の適切な関与や社会的な連帯が必要である。

　しかし，だから，市場は不要だというわけではない。情報の偏在をできるだけ是正し，技術革新によるコスト増加をできるだけ抑え，治療に役立たせるためには，政府による管理だけでことがすむわけではない。ここで，重要な役割を果たすのが，個人（患者）と医師・医療機関の間に立って，個人の代理人として医師・医療機関と向かい合う保険者である。保険者は，治療効果や医療機

関などに関して，個人より多くの情報を持っているだけでなく，個人ではとうてい不可能である医療機関と交渉を行う力も持っている。また，保険者は，その加入者である個人の情報をもとに，その加入者の健康管理を行うこともできる。

したがって，医療では，政府の適切な関与を前提として，個人の代理人としての保険者間の競争を促すことを通じて，市場だけでも，政府の一方的な管理だけでも実現できない，個人にとってよりよい状態が実現できる可能性がある。そうした「管理された保険者の競争」を通じて，日本の医療制度を改革していくことが，本書の根底にある考え方である。

以上が，次世代型医療制度改革を考えていくにあたっての本書の出発点である。この改革の第二の柱は，日本の医療保険制度の問題点を正しく認識したうえ，その改革を進めることである。その内容は，第1章「医療保険制度の改革」で詳述されているが，改革のねらいは，持続可能な保険財政を実現すること，および被保険者である国民により自由な選択の道を開くことである。

日本の医療保険財政の根本的な問題は，公費の投入の仕方である。OECDのヘルス・データなどを引用して，日本の医療費はGDPの8％程度であるのに対して，先進諸国の医療費はGDP比でおおむね10％を超えていることがよく指摘される。このことから，他国に先駆けて高齢化が進行するなかで，日本においても医療費の増大は不可避であると指摘されている。

しかし，ここで見過ごされている事実は，国の歳出（一般会計）のすでに4分の1は社会保障関係費であるということである。さらに，国の歳出のなかには，国債費（国債の元利償還費）や地方に配分される地方交付税のように国の自由のきかない支出があり，これらを除いた，国の裁量的な予算である一般歳出にしめる社会保障関係費の割合をみると，そのほぼ半分近くに達している。国はその残りから，教育，公共投資や防衛などすべての予算を賄わなければならず，今後さらに増大する社会保障関係の支出圧力のなかで，財政は非常に厳しい運営を迫られている。

医療費の増大は避けがたい，しかし，国の負担も限界だ。これが，日本の医

療財政の現状であるが、そうした事態を引き起こしている重要な原因の一つは、医療給付費に連動して公費の投入が自然と増大する仕組みである。大企業や政府機関・私学などで働いている給与所得者の保険である健保組合や共済組合を除く、国民健康保険や政府管掌健康保険（2008年10月以降は、協会健康保険）では、かかった医療給付費の一定割合は、自動的に公費が負担する仕組みとなっている。高齢者医療でもその給付額の支払いの多くは、自動的に公費から払われることになっている。さらに、高齢者医療における国民健康保険や政府管掌健康保険の負担額の一部も自動的に、公費から支払われることになっている。

今後、高齢者医療費が増大していくなかで、医療給付費の一定割合を自動的に国におしつけることは不可能である。国民健康保険や政府管掌健康保険の加入者のなかにも、また高齢者のなかにも十分負担能力のある人々がいるなかで、医療給付の一定割合を「国」が、負担し続けるべきではない。医療給付費と国の負担の連動を断ち切ることが、日本の医療保険を持続可能なものとする改革の第一歩である。特定の保険に加入している人たちの負担軽減に代わって、どの保険に加入していようが、支払能力のない人々の救済を行うべきであり、国はその適正な執行のために、救済を受ける個人の所得や資産などを的確に捕捉する体制を整えるべきである。このうえに、増大する医療の財源としては、必要とされる個人の救済を行いつつ、保険料率の引き上げで対処するべきである。

このように医療給付費への公費補助に代わって、保険に加入する資力のない個人の救済を行うことで、日本の医療保険に、新しい地平線が開かれることになる。すなわち、個人による保険者の自由な選択が可能となり、加入者獲得のための保険者間で競争が生じることである。これまで日本では、ついた職業によって自動的に保険者が割り振られ、また、いったん決まった保険者のなかでも、自分にあった保険プランを選ぶという選択は認められてこなかった。保険者にも競い合って、加入者へのサービスを向上するという姿勢はみられなかった。

もちろん、改革の第一要素として指摘したように、医療市場は単に選択の自由や保険者の競争によって改善されるわけではない。そうした選択の自由や保

険者間の競争が，医療サービスの向上に結びつくには，誰でも保険に入ることができ，適切なサービスを受けることが保証されていなければならない。そのために競争をどのように管理したらよいかについては，保険加入者のリスク調整をどのように行うか，保険者に規律ある予算管理をどう求めるかなどを含め，オランダ，ドイツ，スイスをはじめとした欧州諸国の経験や医療経済学の多くの研究の蓄積がある。本書では，第1章のほか，第3章「各国医療保険制度——医療保険者改革への含意」で，そうした各国の経験や研究の詳細な紹介がなされている。また，第4章「保険者機能の強化について」では，日本の保険者の現状とその機能強化に向けて具体的な検討を行っている。

　保険者に期待される機能としてはまた，被保険者の健康増進がある。長寿化が進むなかで，生活の質を保ちつつ，高齢期を過ごすことがますます重要となってきている。第5章「保健事業の役割」では，わが国の保険者に新たに義務付けられた生活習慣病の特定健診，特定保健指導を取り上げ，そのために，どのような健康管理プログラムが効果を持つか，そうしたプログラムの開発と実施における民間事業者の役割などについて，具体的な事例を踏まえて検討を行っている。

　次世代型医療制度改革の第三の柱は，医療サービスの効率化と質の改善を図るために医療提供体制の改革を行うことである。2006年の医療制度改革では，健康保険の改革とならんで良質かつ適切な医療を効率的に提供する体制の確保が明記されているが，本書では，第2章「医療サービス提供のあり方の改革」において，日本の医療提供体制の現状分析と改善のための具体的な検討と提案を行っている。また，第6章「診療報酬制度におけるDPC包括評価の意義」では，今後，医療提供体制の改革の鍵の一つとなる急性期医療のあり方について掘り下げた検討がなされている。

　国際比較を通じて明らかとなる日本の医療提供体制の特徴は，病床施設や医療機器などの「資本」が相対的に潤沢なのに対して，医師や看護師などの「労働」の投入が手薄であることである。その結果，多すぎる病床に対して人員配置が手薄となるなど，医療提供において深刻な問題が生じている。

一方，医療施設を全体としてみると，施設間の機能分化の欠落という大きな問題が起きている。日本では，診療報酬体系が，一部を除き基本的には病院と診療所で共通であり，出来高に応じた診療報酬の支払いが行われてきた。その結果，外来患者をめぐって病院と診療所が激しい競争をしており，医療機関相互の機能分担と連携が十分なされていない。また，これまで施設の診療報酬は，出来高払いによっていたため，医療サービスの標準化が遅れている。同じような疾病であっても，施設により，診療内容や治療に要する日数が異なるなどの問題が生じている。

　このような問題を抱えた日本の医療提供体制を改革するには，まずは，病床数の削減，病院施設の集約化や医療機器数の抑制を通じた，量の医療から質の医療への転換が必要である。たとえば看護については，「7対1看護」は通過点に過ぎず，急性期医療では，今後「5対1」や「4対1」の患者・看護職員比率に進んでいく必要がある。

　第二に必要とされる改革は，病院と診療所の機能分化を推進することである。具体的には，病院は入院医療を基本として，外来を行う場合は，専門外来や紹介外来に特化させる。一方，診療所は「かかりつけ医」として，時にはゲートキーパーの役割を演じつつ，患者が適切な医療サービスを受けることができるよう努めるべきである。このような機能分化を推し進めるために，診療報酬面でも，病院の診療報酬の包括化を推進すると同時に，診療所については，「在宅療養支援診療所」のような機能を重視していくべきである。

　医療提供体制で必要となる第三の改革は，診療報酬の標準化をさらに推進することである。急性期の疾病を対象にしたDPC（診断群分類一日包括評価，Diagnosis Procedure Combination）をさらに普及させると同時に，一日包括払いを一手術や，1件当たり包括払いとさせていくべきである。療養病床においても，医療区分とADL（日常生活動作，Activities of Daily Living）区分を組み合わせた包括払いを定着させるべきである。

　このように医療提供体制の改革と診療報酬のあり方との間には，密接な関係があるが，急性期医療の標準化を通じて，病院の機能分化を徹底させることが

可能となる。この点は，わが国の急性期医療の包括払いであるDPCの意義を検討した第6章で明らかにされているが，DPCが浸透するにしたがい，地域ごとにDPCで分類された急性期患者数などの情報が入手できることになり，それにしたがって，急性期医療に必要となる医療資源や病床数などを推計することができる。

　第6章に示されている推計によれば，急性期医療に必要とされる病床は，既存の一般病床の約3分の1程度であり，そこに重点的に医療資源を投入する必要性がある。これを日本全国の病床数を使って言い換えると，ほぼ90万床の一般病床のなかで，急性期医療のために重点的に医療資源を投入すべき病床数は，30万から40万床となる。そのほか，回復期のリハビリテーション病床や亜急性期病床を考えても，残りの50万から60万床のほとんどは，先進諸国における「ナーシングホーム」などに相当する慢性期病床となる。このようにして，DPCデータによる医療需要の推計に基づいて，病院の機能分化を推し進めていくことができ，医療サービスの質を高めつつ，病床数や在院日数の削減を実現することが可能となる。

　本書の目指す次世代型医療制度改革の第四の柱は，公的医療保険と民間医療保険の役割分担を図り，公的医療保険を補強するために民間医療保険を活用することである。公的医療保険と民間医療保険の関係および民間保険の活用については，すでに言及した本書第2章，第3章および第6章に加えて，第7章「民間医療保険の役割」では，この点に特化した検討と提言を行っている。

　次世代型医療制度改革を考えるにあたって，本書が出発点としたものは，医療保険の特殊性であった。すなわち，他の市場と異なって，医療サービスや医療保険の市場では，個人と医師・医療機関の間に情報の偏在があり，単に競争に委ねているだけでは，市場は失敗してしまうということである。また，医療における技術革新は，そのすべてが，コストの低下に結びつくものではないことも指摘した。そうしたなかで，医療保険への政府の適切な関与が不可欠であるが，とくに，所得・資産の多寡やすでに発病しているか否かなど健康状態に関らず，すべての人々が医療保険に加入できるような制度とすることが重要で

ある。そのためには，保険料もたんにリスクを反映させればいいわけでなく，社会連帯の要素を反映させ，個人の負担能力に応じたものでなくてはならない。

　しかし，このことは，医療保険はすべて公的保険でなければならないことを意味しているわけではない。本書，第3章や第7章に示されているように，スイスやオランダではすでに，国民に公的保険への強制的加入を課したうえ，民間保険会社が，この強制保険部分も提供している。医療保険とは違うが，強制保険を民間保険会社が代行運営している身近な例としては，日本の自動車保険がある。日本の自動車保険は，二階建てとなっており，強制保険である自動車損害賠償責任保険（自賠責保険）とその上乗せである営利・任意加入の自動車保険とからなっているが，現在，民間保険会社が一階の強制保険部分も含めて運営している（第7章）。

　このように医療保険を民間保険会社が運営することは，仕組みとしても十分可能であり，医療保険改革を推し進めてきたスイスやオランダでは，実際，公私の隔てなく医療保険が運営されている。医療保険への民間保険のこうした参入を公的保険の「代替」と呼ぶことにし，以下では，公的保険と民間保険が並存しつつ，民間保険が公的保険を「補完」ないし「補足」する場合について考えることにする。

　まず，補完という用語であるが，これは医療保険の患者自己負担部分を民間保険がカバーする場合など，民間保険が公的保険の再保険の機能を果すことであるとする。日本で言えば，3割の自己負担の再保険である。一方，補足とは，公的保険の給付範囲から漏れた医療サービスに対して民間保険を適用することである。各国の取り組みを例示すれば，フランスでは民間保険による補完が普及しており，低所得者も補完的な保険が購入できるような支援がなされている。その他ドイツ，オランダ，スイスなどの国では，補完的な保険は，患者の過剰受診を促すなどの理由で認めていないが，補足的な保険が広く行きわたっている。

　このように民間保険は，代替，補完および補足という形態を通じて，公的保険と関係付けられている。本書では，日本の医療保険の現状から，民間保険に

よる公的保険の補足を強化することを提言している。その理由は以下の通りである。まず，個人による保険者選択が実現していない日本の現状では，民間保険による公的保険の代替を行う準備が整っていない。民間保険会社による公的保険の補完は，上に述べたように，自己負担分が再保険される結果，過剰受診を招くおそれがあること，また，日本ではまだ，患者の診療報酬データなどを民間保険会社が利用する環境が整っていないことから，その導入には慎重でなければならない。

　一方，日本の公的医療保険は，給付範囲を広くしたうえ，3割という比較的高い自己負担を求めている。今後，高齢化の進行にともない，慢性期医療の需要が大きく増加することが予想されるが，医療資源を必要性の高い急性期医療などに重点的に配分するためには，公的保険の給付範囲をどうしても縮小せざるを得ない。具体的には，不要不急のアメニティ関連サービスを保険給付リストから除外することが必要であり，諸外国の事例などを参考にすれば，歯科医療費や薬剤費の一部，室料なども公的医療保険からの除外の対象となりえる。このようにして，公的医療保険の給付範囲を絞り込むことが避けられないなかで，民間保険が公的保険の補足的な役割を果すことが，ますます重要となる。

　なお，公的医療保険の給付範囲と関係して，混合診療（特定療養費）の問題がある。混合診療をめぐっては規制緩和の潮流もあり，これまで多くの議論がなされてきたが，2006年10月より，「保険外併用療養」と呼ばれることになり，先進医療などからなる「評価療養」と差額ベッドなど特別な療養環境などからなる「選定療養」の保険との併用を認める制度となった。

　混合診療と民間保険の公的保険補足とを比較すると，混合診療は，公的医療保険の給付範囲を広くしたまま，保険外の療養を認めようとするのに対して，民間保険による補足は，急性期医療など公的保険のいわば守備範囲をきっちり守ったうえ，そのほかの医療関係サービスは民間保険に委ねる考え方である。このどちらか一方を選択しなくてはならないわけではないが，医師と患者の間の情報格差を考えると，混合診療の無制限な解禁は行うべきではなく，「評価療養」と「選定療養」の基準によって保険外療養の併用の道をさぐるべきであ

ろう。同時に，上で述べたように，今後，慢性期医療などが増大するなかで，公的保険の給付範囲の重点化を図りつつ，民間保険の公的保険に対する補足的な役割を強化していくべきである。

2　本書の構成

　本書は，「次世代型医療制度改革」に関するわれわれの取り組みを，以下第Ⅰ部と第Ⅱ部に分けて提示する。すでに全体の構想のなかの各章の位置づけについては触れたが，ここでは本書の構成について述べる。

　第Ⅰ部「次世代型医療制度改革の提言」は，二つの章からなり，改革の両輪となる医療保険と医療提供体制の改革を取り上げ，それぞれ，現状分析を踏まえて，具体的な提案を行っている。二つの章ともに，たんなる政策提言ではなく，2006年の医療制度改革からどのようにして次の一歩を踏み出すかに配慮した内容となっている。

　第Ⅱ部「次世代型医療制度改革をささえる仕組み」は，五つの章からなり，第Ⅰ部の提言をさらに掘り下げたり，提言では十分な検討を行えなかった問題を取り上げている。第3章と第4章は，保険者に関する検討を深めたものであり，それぞれ，先進各国の経験やわが国の保険者の現状を踏まえて，保険者改革の道をさぐっている。第5章は，提言では十分検討を行えなかったが，今後，保険者が重要な役割を果すことが期待されている保健事業について検討を行っている。第6章は，わが国の急性期医療における包括払いであるDPCの視点から，医療提供体制の改善の可能性を検討している。

　第7章は，民間保険の役割をテーマとしたものであるが，第Ⅱ部の他の章とは，やや趣を異にしている。ここでは，本書の締めくくりとして，第1章から第6章までの内容を踏まえて，公的保険と民間保険の関係を明らかにし，今後高齢化がさらに進行するなかで，わが国において，民間保険の果す役割を検討している。検討の結果は，第Ⅰ部の二つの章と並んで，本書の次世代型医療保険改革の提言の一部をなすものである。

第Ⅰ部

次世代型医療制度の提言

第1章
医療保険制度の改革

1　はじめに

　団塊の世代の退職や人口減少が始まり，人口の高齢化が現実となった現在，社会保障への不安が高まっている。年金記録問題に端を発した行政への不信が続いているが，医療も例外ではない。『週刊東洋経済』は，「老後不安大国——小さすぎる福祉国家の現実」と題した特集号を組み（2007年9月8日号），「わが国医療費の対GDP比率は04年に英国に抜かれ，主要先進国の中で最下位になった。また，国民所得に占める社会保障費も，米国を除けば先進国の中では低い部類に入る。そのうえ長高齢社会を迎える25年度においてすら，現在の英国よりも低い水準にとどまる見通しだ。言うならば，米国に次ぐ『小さな福祉国家』を前提に，超高齢化社会を乗り切ろうというのがわが国の制度設計だが，それではたして高齢者の安心や生活の質は保障されるのか」と，これまで，わが国の経済改革をリードしてきた，官から民へ，民でできることは民でという精神をあたかも，かなぐり捨てたような議論を展開している。

　特集号は，さらに続けて，「医療・介護の現場を見ても，これ以上の給付抑制は担い手そのものを崩壊させかねない。むしろ，『税や社会保険料引き上げなど負担を増やしてでも社会保障を拡充する選択を考えるべき』（権丈善一慶応義塾大学教授）との指摘は真剣に受け止めるべきだろう」，「わが国では，『小さな政府』を志向してきたが，少なくとも「小さすぎる福祉国家」の選択は考えなおすべき時だ」と，小さな政府まで脱ぎ捨てるべきだと言うのである。

そうなのだろうか。高齢化や医療技術の高度化が進むなかで，医療費の増加は不可避なことは確かだ。しかし，わが国の医療制度の抱えている問題を的確に把握し，その改善の道を示すことなく，ただ，税や社会保険料を引き上げれば，医療費はさらに上がり，人々の不安がさらに増大する結果となりかねない。消費税を引き上げればすむ話ではない。

そうした視点に立つと，今必要なことは，現実を見据えた議論である。ここでは，その議論の準備として二点指摘したい。第一は，医療保険には独自の問題があり，市場にまかせきりにはできないということであり，第二は，医療保険における政府の関与の仕方である。このうち二点目は，日本の医療保険の改革とも，深く関係している。

医療保険の独自の問題としては，まず，病気になるリスクの高い人と低い人が存在し，そのリスクは年齢が上がると増大することである。そうしたなかで，保険を市場に任せておけば，病気になりがちな高リスクの人によって保険料が上がり，その結果，低リスクの人たちが保険に入る意欲が下がり，究極的には，保険に入らないかもしれない（アドバースセレクション）。その逆に，保険会社が，高リスクの人を排除して，低リスクの人を囲い込むことにより，高リスクの人々は保険に入れないことが生じるかもしれない（リスクセレクション）。すでに病気にかかっている人々にとってこの問題は，深刻である。

社会的な問題もある。健康は人間にとってもっとも大切なものであり，所得や資産が足りないからという理由で，保険に入れないようなことあってはならない。このように需要側だけをみても，医療保険では，市場原理に基づいて，リスクにみあった保険料率に基づいた保険を適用することは困難であるし，また，公平性の観点から，望ましくない。

さらに，問題を複雑にするのは，供給サイドにも大きな問題があることである。医療提供側の医師や病院は，医療情報に関して患者より圧倒的に優位であること，および診療報酬の支払いが多くの場合「出来高払い」であることから，強固な既得権を有している。その結果，必要な医療を決めるのは，患者でなく，医師となり，過大な診療が行われる可能性が高い。最近では，権利擁護の観点

から，医療過誤に対する国民の目も厳しくなっているが，訴訟を避けるために，医師側では，さらに多くの診療を行うことになるかもしれない。

このように医療保険は，需要と供給の両方面で，失敗の危険にさらされている。したがって，医療保険を適切に管理するためには，医療の需要サイドと供給サイドにわたって政府の適切な関与が不可欠である。需要サイドでは，リスクの程度や所得・資産などの保険料の負担能力に関わらず，すべての国民を対象とする皆保険を実現するために政府の関与が必要である。しかし，皆保険であれば，無駄があっていい訳ではない。医療や薬価などの診療報酬のあり方，被保険者の代理人としての保険者の機能を高めることなど，医療提供サイドの面でも，政府の関わりが必要である。

医療保険をこうした政府の適切な関与の上に，社会保険としてどのようにして提供したらよいのかについては，多くの国々の経験があり，また，さまざまな研究がなされている。本書でも，保険者機能や各国の医療保険制度などについて章を改め検討がなされるが，需要と供給の両面で市場の力を生かしつつ，政府の果すべき役割は何かについては，Enthoven（1988, 1993, 2004），Enthoven and Tollen（2004），Van De Ven（1990），Van De Ven and Randall P. Ellis（2000），田近・菊池（2003）などの研究がある。また，「消費者選択を拡大しつつ，医療保険におけるアドバース・セレクションをどのようにして回避するか」をテーマに，アメリカの議会内の両院合同委員会で公聴会が開かれているが（2004 年 9 月），その参考人として招待された Pauly（2004）や Closs（2004）から提出されている意見書も，医療保険におけるリスク管理の仕方を考えるうえで興味深い。

試行錯誤という点では，もちろん，日本の医療保険も例外ではない。皆保険を維持するための保険者間の財政調整や高齢者への医療提供などの面で，現在もさまざま試みがなされている。本章の目的は，上に指摘した医療保険のかかえた問題を踏まえて，日本の医療保険の特色と課題を具体的に抽出し，その改革の道を示すことである。この改革を次世代型と呼ぶのは，医療保険におけるわが国の政府の関りを抜本的に見直し，患者に保険者選択の道を開き，患者―

保険者―医師・病院の間に新しい関係を確立することを目指しているからである。

本章の構成は，以下の通りである。第2節では，日本の医療制度の土台となる2006年の「医療保険の構造改革」の内容から始める。そこで掲げられている，医療費適正化，高齢者医療保険および保険者再編を軸として日本の医療保険の問題を指摘する。続いて，第3節では，「医療保険制度の一元化」をゴールとして，2008年度予算編成の中で政府から提案された，被用者保険間の財政調整について，保険者選択の観点から検討する。第4節では，以上を踏まえて，次世代型医療制度の保険面における提案を行う。ここではまた，保険によって公的医療を提供している海外の諸国との簡単な比較も行う。第5節は，本章の結論である。

2 「2006年改革」から見える日本の医療保険の実像

1) 改革の背景

日本の医療保険にはいくつか時代の区切りとなる年がある。1961年の国民皆保険の達成，1973年の老人福祉法の改正による，いわゆる老人医療の無料化，1983年の老人保健制度，1984年の退職者医療制度の創設などである。その後，被保険者本人の一部負担の増加，入院時の食事費用の負担など，保険財政の改善が図られるが，高齢化社会を目前にして抜本的な改革に着手できないまま事態が推移した。小泉総理大臣の「三方一両損」で有名になった2002年改革も，抜本改革が進まないなか，患者（被用者本人の自己負担を2割から3割への引上げ，高所得高齢者の自己負担の1割から2割への引上げ，高齢者の定額制の見直し），保険加入者（ボーナスを含めた総報酬への保険料率の適用）および医療機関（診療報酬と薬価の引下げ）のそれぞれから負担を求めたものに過ぎなかった。

医療制度の抜本改革は，その後紆余曲折を経て，2005年12月に政府・与党の間で合意をみる。そこで取りまとめられた「医療制度改革大綱」に基づき，

その後，健康保険法などに一連の改正がなされたが，それが「2006年医療保険の構造改革」と呼ばれるものである。これからの日本の医療保険の特色と問題を具体的にとらえるためには，この改革の検討から出発しなければならない。

以下では，この改革をめぐるシンポジウムの席における，厚労省の担当者の一人であった宮島俊彦（当時，厚労省大臣官房審議官）の発言とそのほか改革の関連団体の代表者の発言を中心に論点をつめる（週刊社会保障，2006年10月1日号）。これは，シンポジウムの場の双方向的なやりとりのなかの当事者の肉声を通じて，問題をとらえたいからである。ただし，改革については，わが国の医療保険の歴史のなかでも，老人保健制度や退職医療制度の創設以来の大改革と呼ばれ，栄畑潤（2007）をはじめ，厚労省のホームページでも，詳細な解説がなされている。また，参考として本章の末尾には，厚労省のまとめた，「健康保険法の一部を改正する法律の骨子」を収録した。制度解説は，これらの資料に譲りたい。検討は，改革の三つの柱である①医療費適正化の総合的な推進，②新たな高齢者医療制度の創設，および③都道府県単位を軸とした保険者の再編・統合，それぞれについて行う。

2）医療費適正化の総合的な推進

日本の医療保険の持続可能性は，医療費管理にかかっているが，この点に関する「2006年改革」の取組み姿勢について，宮島は次のように語っている。

> 「医療費の適正化に関しては，昨年（2005年，筆者注），政府の経済財政諮問会議と厚生労働省の間で，医療費の適正化の在り方について論争，協議を繰り広げてきたことが背景にあります。経済財政諮問会議の主張は，今後の医療費については経済成長の枠内に収めるべきであるという主張であったわけです。これに対して厚生労働省の主張は，高齢化の部分をないがしろにすると，医療保険制度が国民に対して医療を保障するという，その機能すらも奪ってしまうのではないかということで，論争を繰り広げてきました。

第Ⅰ部　次世代型医療制度の提言

　　　医療費を形だけ抑えようとしますと，その手法としては，よく話題になります総額管理制や，あるいは外来1回当たり千円の免責制という患者負担を引上げて抑えていくという方法があるのですが，厚生労働省としては，『それではやはり，国民皆保険の果たしている基本的な仕組みである医療の保障が果せなくなる』と主張したわけです。
　　　それに対して，諮問会議は，『そうは言っても，医療費はどんどん伸びていき，保険料負担も上がっていく。税の負担も上がっていくではないか。それは何とかしなければならない』。そこで，そのような背景のもとに，厚生労働省として中長期的な医療費適正化の方策として提示したのが，生活習慣病対策と長期入院の是正という二つであり，これらに取組み医療費の伸びを抑制していくと申しました」。

　このように医療費適正化の背景を説明したうえ，宮島は，2025年の医療給付費が約56兆円になるのに対して，生活習慣病と平均在院日数の短縮によって約8兆円抑制することを提示し，そのための方策を法律に書き込んだとしている。さらに節約分の8兆円の内訳として，約2兆円は，医療保険者に義務づけした40歳以上の被保険者や家族の生活習慣病の予防のための特定健診と保健指導によるとしている。そして，残りは，2011年度末に介護療養型医療施設を廃止することなどにより，平均在院日数を減らすことによるが，これは医療提供サイドで，病院の再編を促すという効果を持つとしている。
　いわゆる社会的入院の受け皿とも見なされている療養病床の削減の重要性については，同じく厚労省の辻哲夫（改革時，厚労省厚生労働審議官）が，別のシンポジウムの場で，「持続可能性のある制度を維持するためには，医療費の適正化も必要であるということで，ギリギリの選択をして方向性を決めた。療養病床の再編成が1丁目1番地的なものと位置づけ，いわば期限を決めて転換することを打ち出した。医療改革を経済との関係を踏まえて見通しを持たねばならないなかで迫られた決断である」と，わかりやすく背景の説明を行っている（週刊社会保障，2006年9月4日）。

辻はさらに,「2006年改革」の心臓部ともいうべき,医療費の伸びと医療費適正化計画の関係について,「医療費適正化計画によって医療費の伸びをマイルドにしていこうとしているが,適正化計画と銘打っているものの,あくまで生活習慣病の罹患率を落としいく,平均在院日数を下げていくことが目標であり,医療費はその結果である」と明言している。

　じつは,ここに日本の医療保険のもっとも根底にある問題が潜んでいる。「2006年改革」の最大の争点の一つが,経済財政諮問会議の民間議員の主張する,医療費総額の伸び率管理と,それを断固退け,中長期的な医療費適正化で結果を出すことだとする厚労省の医療構造改革の対立であったことは,宮島が指摘している。経済財政諮問会議の民間議員の主張は,国民総生産額の150％もの公的債務を抱えて,高齢化社会に突入した日本において,後代世代の負担を今のうちにできるだけ少なくしておくことは,現世代のもっとも重要な責任の一つであり,そのためには,医療費を含む社会保障費を経済の「身の丈」にあったものとするべきだということである。この目的の実現のためには,社会保障費の伸び率をGDPの伸び率とリンクさせ,総額抑制を図るべきだと主張した(経済財政諮問会議,2005a)。

　この主張に対して,経済財政諮問会議の同じ席で,尾辻厚労相(当時)は,「社会保障制度の一体的見直しについて」という資料に基づき,結果的には「2006年改革」の骨格となる医療費適正化計画を提出した(経済財政諮問会議,2005b)。医療費管理についての経済財政諮問会議の民間議員と厚労省の溝は埋まらないまま,政治的な決着がなされ,厚労省のとなえる医療費適正化対策の効果を,5年程度の期間をかけて検証することとなった。上で引用した辻の発言は,この点について,厚労省の見解を述べたもので,医療費は適正化の結果であり,それ自身の管理は行わないというものである。

　医療費の管理のあり方をめぐる,この二つの意見の対立をどうとらえるかが,日本の医療保険を考えるうえでの鍵であると思われる。本章のはじめに言及した『週刊東洋経済』の特集号も指摘しているように,OECDのヘルス・データによれば,日本の医療費は,GDPの8％程度であり,アメリカの15.3％は

例外としても，スイス（11.6％），フランス（11.1％），ドイツ（10.3％），オランダ（9.2％），イギリス（8.3％）などより低い（2005年）。だから，大切なのは医療の適正化で，医療費自身の管理ではないというのが，厚労省の主張である。

それに対して，経済財政諮問会議の民間議員は，日本のおかれた財政状況のなかで，GDPの伸び率を超えた医療費の増大を続けるべきではないと主張する。実際，医療費を含む社会保障費の管理が日本の財政再建の要となっているだけではなく，図1-1に示されているように，現在，国の一般会計のほぼ25％は，社会保障費となっている。一般会計の歳出のなかには，国債の元利償還にかかる費用や，国にとっては裁量の余地の少ない地方への交付税があり，この二つを除いた歳出額（一般歳出）に占める社会保障費の割合は，45％程度となっている。さらに，社会保障費の構成をみると，医療・介護関係の国の支出（国庫負担）が10兆円を超え，それだけでも公共事業費などを上回るだけでなく，社会保障費の半分をしめている。さらに，生活保護費にも医療扶助があること，および社会保障の地方負担分の一部も国が交付税によって補填していることを考えると，医療関係の歳出管理が日本の財政の最重要課題の一つであることが明らかである（田近，2008a）。

こうしてみてくると，医療費をめぐる論争は，厚労省と経済財政諮問会議の民間議員のそれぞれに一理ある。外国と比べて日本の医療費がGDP比率でみて，低いからというだけでは，日本の医療費はもっと高くていいということにはならないとしても，高齢化の進展や，医療技術の高度化を考えると，医療費総額の頭打ちを続けることは困難であろう。しかし，今の医療費への公費負担（国と地方の財政支援）の仕組みを前提とすれば，身の丈を超えた医療費の増大は許されない。

この論争の解決の糸口は，医療費と公費負担が双子のように連動している仕組みを変えることである。医療費自身は，適切な管理を行いつつ，公費負担は，医療費が伸びれば自動的に増大するという現在のあり方を変え，公費は個人の負担能力の厳正な判断に基づいて，資力のない人々に限定する工夫をこらすべ

第1章 医療保険制度の改革

図1-1　国の予算に占める社会保障費とその構成（2007年度）

平成19年度一般会計予算の内訳（単位：億円，％）

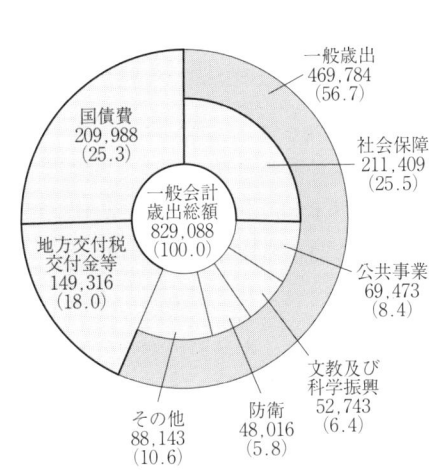

区　　分	19年度予算(2007)
1.医　　療	84,285
（1）国民健康保険	33,168
（2）政府管掌健康保険	8,383
（3）老人医療給付費	30,654
（4）生保・医療扶助	9,843
（5）そ　の　他	2,237
（老人医療費再掲）	(42,171)
2.年　　金	70,305
（1）厚　生　年　金	51,659
（2）国　民　年　金	18,436
（3）福　祉　年　金	210
3.介　　護	19,485
（1）給付費負担金等	15,206
（2）2号保険料国庫負担	4,237
（3）財政安定化基金	42
4.福祉・その他	37,334
（1）生　活　扶　助	6,307
（2）保育所運営費	3,127
（3）雇　用　保　険	1,846
（4）そ　の　他	26,054
（生活保護費再掲）	(19,525)
合　　　　計	211,409

（注）　計数はそれぞれ四捨五入によっているので，端数において合計とは合致しないものがある。
（出所）　財務省資料（http://www.mof.go.jp/singikai/zaiseseido/siryou/zaiseib191105/01-1a.pdf）。

きである。医療給付と公費を連動させたまま，医療費のあり方を議論してきたことに，これまでの議論の落とし穴があったのではないか。

このように考えると，「2006年改革」で強調された，「メタボ対策」も的をついた改革ではないことがわかる。生活習慣病対策として，予防の重要さはいうまでもない。しかし，堤修三（2006）が，多少の皮肉をもって指摘している

ように,「医療費適正化の長期的対策として生活習慣病予防が取り上げられ,それを保険者が行うこととされたが,これら健診は,本来,公衆衛生が地域保健という考え方の下で行われてきたはずである。それらは,医療費の適正化とは別に,健康の保持という本来の観点から重要であったのであり,それが地域保健や公衆衛生の真髄であった。今回,公衆衛生思想の下に市町村が老人保健法によって行ってきた健診事業を保険者に移すことにしたことは,公衆衛生や地域保健という思想は用済みになったということであろうか」。

また,「2006年改革」の意義を強調する宮島自身,「健診・保健指導を実施するときのポイントですが,生活習慣病というのは原因がはっきりしているということです。つまり,なにをやればよいのかというと,肥満防止の一点に尽きるのです」と言い切っているが,それならば重要なのは,日々の公衆衛生からのアプローチではないのだろうか。高血圧,脳梗塞に対する減塩運動などの生活指導は,そうした取り組みの一つではなかったのか。このように,医療費適正化のいわばアリバイ作りとして,保険者を通じる健診や指導が,「メタボ対策」という一般受けのいいファンファーレもつけて強調されることになったと思われる。医療費の総額管理を回避するために,的外れな解答が提出されたのかもしれない。

3） 新たな高齢者医療制度の創設

改革の第二の柱に移る。「2006年改革」によって,老人保健制度や退職者医療制度は廃止され,高齢者医療制度が創設された（ただし,退職者医療制度は,65歳未満を対象として,団塊の世代が65歳になる2014年まで継続)。新しい制度の下では,75歳以上の高齢者は,地域の独立した医療制度に加入し,65歳から74歳の人々に対しては,保険者間の財政調整を行うことになった。

この75歳以上の人々を対象とする後期高齢者医療制度については,公費負担が5割,残りの1割が高齢者本人の保険料負担,4割は世代間扶養的な支援金によって賄われる。以上の制度説明を踏まえて,宮島は,「なぜ,このような考え方になったのかというと,やはり75歳以上の後期高齢者というのは,

一つは，退職してから十数年経っているということで，地域の住民という捉えかたが生活実感として素直だろうということがあります。もう一つは，75歳以上の後期高齢者の所得水準，あるいは，医療の在り方を考えると，75歳以上という年齢が一つの区切りになるのではないかといことから，75歳以上は独立した地域保険としました。一方，65歳から74歳については，一般的に65歳から年金受給世代になるわけですが，退職してしばらくの間，つまり大部分が被用者保険から国保に移る間については，財政調整で医療費を支えていただきたいということでお願いしています」と述べている。

シームレスでつながっている人生を，医療保険ではなぜ，74歳と75歳を境に前期，後期高齢者にわけねばならないのかに関する宮島のこの説明は，正直，力不足である。退職後すぐに地域との関係を強くする人もいるだろうし，75歳になっても，お金に不自由しない人もいるだろう。「2006年改革」において，なぜ，65歳以上の高齢者を前期，後期の二つのグループに分けたかについては，改革当時，厚労省保険局総務課長として政策立案に関った栄畑潤が，より明解な説明を行っている。すなわち，「65歳以上を現役世代から支えられる世代と位置づけ，65歳以上の医療費に対し公費の重点的投入を図るとすれば巨額の公費を必要とするが，現下の財政事情を考えると極めて困難と言わざるを得ない」(栄畑，2007，120頁)からであり，栄畑は続けて，だから，65歳から74歳の人には，支えられる側ではなく，むしろ支える側にまわってもらいたいと説明を加えている。

これが高齢者医療制度においてなぜ，前期，後期高齢者が設けられたかの背景であろう。それを裏付けるかのように，対馬忠明（健康保険組合連合会専務理事）は，宮島らとのシンポの席上で改革について次のように語っている。「制度改正全体としては評価したいと思っています。とくに，長年の懸案であった高齢者医療制度，とりわけ後期高齢者医療制度の創設については，評価できます。さらに，医療保険者に義務づけられた健診・保健指導についても，さまざまな課題はありますが，医療費の適正化という正攻法な対応・手段であるということで，評価できるのではないと思っています。……我々として一番大きな

問題は，前期高齢者の医療給付費について公費が投入されていないことです。国の財政が厳しいなかで，これから消費税議論等々が行われていくと思いますが，そうした議論のなかで，とくに前期高齢者の医療給付費の負担について是正を図るべきとの運動を展開していきたいと思っています」。対馬は，さらに要求水準を明確にして，「65歳から74歳も5割の公費負担をと言いたいのですが，そこが無理であれば，せめて，2，3割の公費負担はお願いしたい」と述べている。

このようにして高齢者医療制度が創設され，2008年4月からその運営が始まったが，制度創設に際してなされた議論は，高齢者医療の費用の押し付け合いであった。厚労省としては，75歳以上を対象とした老人保健制度があるので，そこで負担している以上の公費を約束する立場にはない。そこで，75歳以上の後期高齢者を対象とするだけであっても，保険者不在の老人保健制度に代わって，まがりなりにも介護保険と似た保険の仕組みを作ることで，保険者の財政不安を取り除き，診療報酬体系も別立てにすることができる。結果的に，法律には保険者を明記することができなかったが，都道府県を単位として，その下の全市町村が参加する広域連合を作ることで，保険者の肩代わりとすることができる。地域ごとにバラバラであった保険制度の一元化を射程においた改革の一歩と言ってよいであろう。

一方，健保組合は，重大な問題をつきつけられたままであると言ってよいであろう。健保組合には，特定健康保険組合制度があり，一定の条件を満たした組合が退職者医療制度を「代行」する仕組みがある。つまり，退職後も続けて，組合の被保険者でいることができる。しかし，そもそも「特定健保組合制度を導入している健保組合は，全国1500余の組合のなかでわずか64組合」(池上，2007)にしか過ぎなかったうえ，さらに，「2006年改革」によって高齢者医療制度が導入されると，これまで特定健保組合制度に入っていた後期高齢者は，自動的にその外に出されることになる。前期高齢者については，特定健保組合制度は存続するようであるが，いずれにせよ，その対象者は例外的な存在である。

レガシイ・コストという言葉がある。これは，アメリカの大会社が，退職後の労働者の年金や医療費を負担することにともなうコストを指している。一度雇用するとそうしたコストが，会社にはずっとかかることを意味しているが，うえで指摘したように，日本の企業では，退職者は組合健保から出て行くことになる。しかし，医療保険は社会全体が支えなければならない以上，退職者も例外ではない。その負担は，被用者保険にとってけっして，自らの制度外からまわってきたつけではなく，社会保険として本来応分の負担をするべきものである。

　この点について，島崎謙治の次のわかりやすいたとえ話がある。「国民皆保険は『被用者保険国』，『地域保険国』，『後期高齢者国』の3つから成っているわけで，仮に『後期高齢者国』がないとすれば「被用者保険国」は一定の負担を負わざるを得ません。逆にいえば，『後期高齢者国』があることによって負担を免れていることは，その分は『受益』しているという認識をもつ必要があります。その上で，支援金・調整金の限界をどのように画するべきかという議論を行うことが重要かつ有用ではないかと思います」（島崎謙治・宮武剛・対馬忠明，2007，23頁）。

　もちろん，健保組合もそれを承知している。応分の負担はする，しかし，企業は生き物であり，グローバル化のなかでこれまでに経験をしたことのない国際競争にさらされている。したがって，その負担には配慮してほしいというのが，健保組合の本音である。

　それも一つの考え方である。しかし，さらに考えを進めれば，いずれ支えあっていかなければならない退職者の医療を，被用者保険も見続けるという考え方もあってもいいはずである。健保組合が行った特定健保組合制度に関する興味深い調査があるが，それによれば，退職後も健保組合の被保険者である人たちの医療費のほうが，国保退職者よりもずっと小さい（渡邊，2007）。そうであればなおのこと，健保組合をはじめとした被用者保険は，いわゆる「突き抜け方式」を採用して，退職者をその生涯にわたって保険に加入させ続けることをもっと真剣に考えてもいいのではないだろうか（田近，2008b）。

このように高齢者医療制度は，被保険者の年齢によって，保険を輪切りにするべきかという，医療保険にとって本質的な問題を提起している。高齢者医療にともなう公費負担を国と被用者保険との間で押し付けあうような問題では，けっしてないのである。しかし，現実には，国は，公費負担について早々に議論を切り上げて，保険制度の一元化を視野に，年齢で輪切りにした保険に向けて改革を進めてきている。一方，被用者保険側は，高齢者医療への公費投入を期待するあまり，被用者の壮年期から後期高齢期までの生涯をカバーする医療保険のあり方について，関心を持てないままでいる。

一元化の道を目指すとしても，後期高齢者の保険を独立にすることだけがその方法ではない。「突き抜け方式」によっても，それは可能であり，実際厚労省も，そうした方向の検討を進めていたことがある。また，筆者の知る限り，公的保険によって医療提供している国々で，高齢者の独立した保険を作っている国はない。アメリカには，65歳以上を給付対象とする「メディケア」があるが，それは，アメリカには公的医療保険がないため，低所得層を対象とした「メディケイド」とならんで，医療の高リスク者たちに特別な制度を作らざるをえないからである。このように考えると，「2006年改革」で示された高齢者医療制度は，さまざまな考えが整理されないまま，行政と保険者の間の同床異夢の中で成立したものであると思われる。

4）都道府県単位を軸とした保険者の再編・統合

改革の第三の柱は，保険者の再編・統合である。これについて，シンポの席で宮島は，都道府県単位を軸とした医療保険の集約を図っているとし，国保，政管健保，組合健保について次のように展望している。まず，国保では，保険財政共同安定化事業が創設された。これは，市町村国保間の保険料の平準化と財政の安定化を図るため，2006年10月から1件30万円超の医療費について，各市町村国保からの拠出金を財源として，都道府県単位で費用負担を調整するものであり，この事業によって，国保医療費の4割相当については，都道府県単位で財政調整されることになる。それによって，「小さな町村等も安定的な

保険運用ができると」と述べている。

　政管健保については,「全国1本で保険者機能が十分発揮できるのか,むしろ都道府県ごとに保険料率を設定して,保険者機能の発揮を促した方がよいのではないかという視点から,都道府県ごとに保険料率を設定した経営・運営を行う」と述べている。これは,2008年10月から,政管健保を公法人である「全国健康保険協会」に組織替えし,都道府単位の財政運営を基本として,都道府県ごとの地域の医療費を反映した保険料率を設定することを指している。

　健保組合については,「同一県内で統一を促進するために地域型健保組合の創設を認めます。統合後の健保組合については,経過措置として保険料率の不均一設定を認めることで,県単位での受け皿となるような仕組みを考えています」としているが,これによって,同一都道府県内で,企業や業種を超えた健保組合が登場することになる。

　このように「2006年改革」によって,日本の医療保険者は,都道府県を単位にした集約が加速化することになる。厚労省の視点からは,後期高齢者医療制度とならんで,市町村でバラバラに運営されてきた国保を都道府県へと広域化することで,医療保険の一元化に弾みがつくと見ているのであろう。また,政管健保や,健保組合の一部が同じく都道府県という単位で地域化することで,医療保険全体の透明性も増す。

　都道府県という行政単位が望ましいか否かは別として,保険者をある一定の規模にして,それぞれの運営が比較できるようにすることは,望ましい。実際,高齢化が進み,市町村単位の国保運営が困難となっていることは明らかであるし,逆に,全国を一単位とする政管健保が地域のさまざまな相違を反映できないことも確かである。

　また,この改革により,保険者間の競争も芽生えるかもしれない。この点に関して,再びシンポの席に戻るが,司会者が,政管健保が都道府県単位の運営となり,それぞれで保険料率を設定するようになると,健保組合にも影響が出るのではないかとの危惧もあるのではないか,とくに,長野県のように保険料が低く設定されるようになると,事業主としては,政管健保に移りたいという

意向が強くなるではないかとの問に対して、健保組合連合会専務理事を務める対馬は、次のように答えている。

「長野県の話が出ましたが、長野県の健保組合は23でございます。そのうち、保険料率80‰以上が半分くらいなのです。機械的な試算ではありますが、長野県の政管健保の保険料率は76‰と言われていますが、政管健保の再編成は非常に影響があるだろうと思います。それが長野県だけではなくて、我々健保組合も新たな仕掛けのなかで、まさに保険者として頑張っていかなければならないと思っています」。

保険者の統合・再編による、このような保険者間の緊張が、保険者の機能を強化することが期待できる。しかし、このように都道府県を単位とした保険者の集約化が進む一方、地域化しない健保組合、共済組合、そして、多くは地域化しているが、これまで改革の俎上にあまりあがってこなかった国保組合と、地域化した保険者とをどのように関係づけるかは、課題として残されている。より端的にいえば、保険者の再編を通じて可能となる、個人による保険者選択の道を認めるかということである。この点については、本章のテーマである、次世代型医療制度の構想のなかで検討を進める。

3 「医療保険制度の一元化」と被用者保険間の財政調整

1）「医療保険制度の一元化」とは

「2006年改革」に基づいて、今後の日本の医療保険が運営されていくことから、この改革を通して、日本の医療保険の問題点と解決に向けての課題を考えた。そこでも触れたように、厚労省の目指す改革を方向付けているものの一つに、「医療保険制度の一元化」がある。ここでは、一元化とは何か明らかにしたうえで、われわれの目指す改革との関連性を明らかにしたい。

まず注意するべきことは、保険制度の一元化という言葉は、保険制度の一本

化という言葉と区別されて使われているということである。一本化は，保険者を統合して，単一の保険制度とすることを指しているのに対して，一元化は，さまざまな保険者の並存を前提として，保険者間の給付と負担の格差を少なくしていくことを指している（医療保障制度研究会，2007）。

「2006年改革」の基礎となっている2005年12月の政府・与党医療改革協議会の「医療制度大綱」にも，その「改革の基本的な考え方」の中に，「都道府県単位を軸とする保険者の再編・統合を進め，保険財政の基盤の安定を図り，医療保険制度の一元化を目指す」と明記されている。これは，すでに述べたように，脆弱な財政基盤の市町村国保を束ねる一方，全国に一つしかない政管健保を都道府県単位に分割することで，国保と政管健保の間の格差を是正することを指している。

また，後期高齢者医療制度の創設も，一元化の方向の中で進められた。すなわち，後期高齢者の独立した保険を新たに作ることによって，都道府県単位の広域連合に保険者機能を発揮させながら，被保険者である75歳以上の高齢者の給付と負担の格差をなくすことをその目的の一つとしている。このように保険者間の格差の是正が，改革の目的となっているが，政管健保と健保組合・共済組合からなる被用者保険の間の一元化をどのように図るかが，厚労省には次の課題として映っている。具体的には，被用者保険の間の負担格差の是正を図ることであるが，その具体的な提案が2008年度の予算編成の過程で浮上した。以下では，この提案の検討を通じて，被用者保険の一元化について具体的な検討を進める。

2）被用者保険間の財政調整

厚労省は，2008年度予算の編成過程で，被用者保険の一元化を視野におきつつ，64歳までの現役被保険者を対象として，政管健保への国庫負担を健保組合・共済組合からの財政支援，すなわち，被用者保険間の財政調整によって肩代わりさせることを提案した。これによって，（平均的にみて）政管健保の保険料率が，健保組合などより高かった格差の是正を図ろうとした。

厚労省の提案の背景となった事情，および提案後の事態の推移は，次のようであった。2008年度社会保障予算編成において，社会保障費の自然増から2,200億円を削減するために（予算シーリング），薬価引下げ，後発医薬品の使用促進などとならんで，政管健保の国庫負担を健保組合・共済組合に肩代わりさせる案が浮上した。厚労省の原案は，政管健保の65歳未満の加入者に係る医療給費の2分の1を調整対象として，それを被用者保険の総報酬額で按分する。その結果，政管健保への国庫負担2,200億円と政管健保保険料700億円が，健保組合と共済組合に付け替えられることになる。一方，総額で健保組合は，1,900億円，共済組合は，1,000億円の負担増となる。この試案に対して，健保組合，日本経団連，連合などから猛反対がなされたが，下記の政治決着がなされた。

まず，政管健保への支援については，「わが国の財政が極めて厳しい状況にある中で，政管健保が被用者保険のセーフティネットとしての役割を果していることを踏まえ，被用者保険間の助け合いの考え方に立ち，平成20年度において特例的に，政管健保に対する国庫負担を1,000億円削減するとともに，財政状況が良好な健康保険組合等から政管健保に対して支援金を拠出するもの」とされた（厚労省保険局資料）。その結果，組合健保，共済組合はそれぞれ，750億円と250億円を特別支援することになった。なお，この措置は特例であり，2009年度以降の保険者の費用負担のあり方については，改めて検討を行うこととされた。同時に，3,000億円程度の国庫負担がなされている国保組合に対しても，2008年度の特定措置として，各組合の財政力を勘案しつつ，給付の32％とされている定率補助割合の引下げを行うこととされた。

厚労省の提案は，一見，予算編成にからんだ唐突のもののように思われるが，深田修（保険局総務課長）によれば，「（今回の措置は）拙速との指摘があったが，元々，被用者保険の一元化は昭和30年代から議論がある。今回は，国の財政が厳しいなかで提案したが，ある程度の論点はすでに示されていて，その土台のうえでの議論ではないか。すでに昔からあるなかでの延長線上の議論と考えている」（週刊社会保障，2007年12月3日，9頁。カッコ内，筆者挿入）。

上で見てきたように，医療保険制度の一元化は，改革にあたっての厚労省の基本戦略となるものであり，深田は，被用者保険もその例外ではないと言っているのである。もちろん，新たな負担を迫られた健保組合側の不満は納まらない。対馬忠明（健保組合連合会専務理事）は，「健保組合には一定の裁量が認められており，保険者機能を発揮している。健保連でも医療情報の提供を行っているし，9割の健保組合は人間ドックを実施するなど，事業主と共同して事業を行っている。事業主とは喜怒哀楽，苦楽をともにしている。給料などの格差をすべて解消すると，企業とはまったく切り離され，一緒に事業ができなくなる。そうなると一元化，最後には一本化となり，国がすべての健康保険事業を管理することにならないか。その姿は綺麗だが，経済とのダイナミズムとは離される。自主・自立でお互いに競争するのが基本である」（週刊社会保障，2007年12月3日，9頁）と反論している。

　以上が，被用者保険の一元化をめぐる最近の動向であるが，これからの日本の医療保険制度を考えていくために重要な論点が，提供されていると思われる。ここでは二点指摘する。まず，以上の議論で取り上げられていないことは何かから始めると，それは，64歳までの現役世代の国保と被用者保険との間の一元化についてである。この点について厚労省がどのような見解を持っているかは，明らかではないが，国保加入者と被用者の所得捕捉の格差を考えると，被用者保険間で行おうとしている，保険料率の一律化は困難であろう。

　国保と被用者保険の一元化については，韓国の医療保険の統合が参考になる（健康保険組合連合会，2007）。韓国では，職域の組合保険，公務員・教員保険，農漁村地域保険，都市地域保険が順次設立され，1989年に国民皆保険が達成される。その後，民主化の高まりとともに，医療保険の給付格差の是正が問題となり，1999年には，保険制度の統合を目指した「国民健康保険法」が制定され，2000年にその執行機関である，「国民健康保険公団」が発足した。

　しかし，保険統合がなされたと言っても，保険料の徴収方法には，職域保険と地域保険の二つの保険の間で相違があり，二つの入り口から入った保険料を合わせたものとなっている。これに対するサラリーマン，経営者の不満は相当

なもので，延世大学保健環境学科教授の李奎植（2007）は，「日本も韓国も勤労者と自営業者の所得捕捉率が違うという状況は同じ……，所得が100％捕捉されている人たちとそうでない人たちを一つに管理して保険料をとるということはいかがなものか。そういう状況で保険料を引き上げると，勤労者の負担がさらに増大する。長期的に見ても制度運営が危うくなる」と指摘している。

韓国には納税者番号があること，納税申告のIT化もわが国よりはるかに進んでいることから，自営業者の所得捕捉率は，わが国より高いと思われる。しかし，韓国において保険者の統合が国民に必ずしも受入れていないことを考えると，日本で現役世代を対象とした国保と被用者保険の一元化を図ることは，困難であり，新たな混乱の原因を作ることになると思われる。

第二の論点は，被用者保険の一元化をさらに進めるか否かである。今回の厚労省の提案は，その真意はともかく，提案と審議の過程は唐突とのそしりを免れない。一元化自身がゴールではなく，それによって何を達成できるかが，ポイントであろう。また，健保組合を代表して，対馬の主張する，保険者である健保組合と事業主とは喜怒哀楽，苦楽をともにし，加入者の健康管理にも努めているという論点も重要である。まさに，保険者がその機能を発揮する誘因をどのようにして高めるかが，保険者改革の目的である。

そもそも，足りないところは公費につけを回すべきではなく，また，わが国の財政事情からも，公費負担の削減が求められるなかで，政管健保の医療費をどのように負担するかが，重大問題となっている。一元化の名のもとに，政管健保の負担をその他の被用者保険に安易に，肩代わりさせるべきではない。と同時に，健保組合が，医療リスクが低く，所得も高い人々を選別的・排他的に囲いこむことも，許されない。

保険者機能を発揮したいという健保組合の意欲を最大限生かしつつ，被用者保険間の壁を低くし，被保険者が同等の条件のもとで，保険者選択も可能とするしくみを考えるべきではないのだろうか。被用者保険の一元化は，政管健保の負担の肩代わりとしてではなく，保険料の設定の仕方や，保険者への医療費の支払い方法にまで遡った，保険の設計の見直しから始めるべきである。

4　次世代型医療制度における医療保険

1）日本の医療保険の課題

　第2節および第3節では，「2006年改革」と「保険制度の一元化」を通じて，日本の医療保険のかかえる問題とは何かについて，検討を行った。ここでは，その結果を踏まえて，日本の医療保険の抜本的な改革に向かっての課題を示す。続いて，公的医療を保険制度に基づいて提供している諸外国の経験を踏まえて，われわれの改革案を提示する。

　表1-1は，日本の医療保険の改革に向けた課題と問題の所在をまとめたものである。これまで，三つの課題を指摘した。第一の課題は，医療費の管理であり，わが国の医療制度の持続可能性に直接的に関わる課題である。この課題に関して，これまでの検討で明らかとなったのは，医療保険における公費のあり方が問題の根底にあることである。すなわち，わが国では，国保，政管健保および後期高齢者医療制度において，医療給付費の一定割合が，公費負担となっていること，および高齢者医療制度における国保と政管健保の支援金についても，その一定割合は，公費負担となっていることから，医療費の増加は，国の財政を直撃する。その結果，国の予算の裁量性が著しく小さくなり，その他の歳出とのバランス上，端的にいえば予算が組めない事態が予想される。公費と医療給費との間の連動を切り離すことなしには，日本の医療保険の改革は進まない。

　第二の課題は，高齢者医療への対応であり，具体的には，被用者保険の退職者を医療保険でどのように扱うかということである。退職後にかかる医療負担から発生するレガシィ・コストを，企業の外に出しているのが，わが国の現状であるが，医療保険が社会保険である以上，企業はいくら見て見ぬふりをしても，その負担から免れることはできない。企業もけっして無責任なわけではなく，そのバランスシートにレガシィ・コストが反映されることを避けたいというのが，本音である。だから，負担はするが，もっと公費も投入してほしいと

第Ⅰ部　次世代型医療制度の提言

表1-1　日本の医療保険——改革に向けた課題と問題の所在

改革の課題と方向	問題の所在
医療費の管理 医療制度の持続可能性	・公費負担が給付の一定割合となっているために、医療費の増大と公費負担が連動すること。 ・その結果、高齢化により医療費が増大し、国の財政負担の限界に達する。
高齢者医療への対応 被用者保険の退職者から発生するレガシイ・コストへの対応	・日本では、退職者を被用者保険の外に出してしまうことにより、退職者の医療に関して、被用者保険の保険者機能が失われ、被用者保険は退職者医療費のたんなる支払い機構となってしまう。
保険者の再編と統合 医療保険制度の一元化	・再編・統合による保険者機能の強化と保険者間の適正な競争の促進 ・個人による保険者の選択を可能とするために必要となる保険改革：①保険者の加入希望者受入れ義務、②保険者への事前包括医療費払いとそれを可能とする被保険者のリスク構造調整の導入、③事前包括払いを超えた医療費は、当該保険者の被保険者が負担する。

（出所）　筆者作成。

いうのが、企業側の主張であり、その結果が、「2006年改革」で創設が決まった後期高齢者医療制度であり、前期高齢者医療制度についても、企業は公費の投入を要求している。

　後期高齢者医療制度の発足によって、重大な問題の発生が予想される。まず、健保組合は、退職者との関係が完全に遮断されてしまうことから、退職者の健康や医療費に関する管理を行うことができなくなる。その結果、高齢者に対して、健保組合が強調する保険者機能が十分発揮できないことになり、健保組合は、高齢者医療のたんなる医療費支払い機関となってしまう。

　さらに、75歳以上の医療リスクの高い人々だけを対象とした保険を作ったため、その財政の先行きが、懸念されている。これに対して、厚労省が、高齢者自身の保険料負担は医療給付費の1割であり、そのほとんどは、年金からの天引きで徴収できるから財政的には安泰だと言っても、それは介護保険導入の時に聞いたような言葉であるし、現に、これまで保険料を払ってこなかった被扶養者の保険料を棚上げにするなど、施行を前にして、早くも制度のほころび

が生じている（田近, 2008b）。

　第三の課題は，保険者の再編・統合と，それを進める前提となる，医療保険制度の一元化である。一元化は，公費による保険者の負担肩代わりが困難となるなかで，財政力の弱い保険者の救済のための財政調整を行うためのものではない。保険者の財政基盤を整えることによって，保険者の機能を強化して，適正な競争を促すための手段であるべきである。

　保険者の再編・統合の延長にあるのは，個人による保険者の選択である。その目的は，選択を可能とすることで，保険者の競争を強化し，被保険者の健康管理と医療費適正化を進めることである。第3節で，政管健保の公費負担の付け替えのために，健保組合などの負担が増すことに対して，健保組合の強い反対があったことを指摘した。政管健保における被保険者の健康や医療費適正化の改善を前提としないで，たんに削減される公費の帳尻合わせのための負担の増加ではないかというのが，健保組合の反対の理由である。

　保険者の選択の観点からも，これは重要な論点を提供している。実際，個人による保険者選択を可能とするには，上の健保組合の指摘にも適切に答える必要がある。個人による保険者選択を可能にするには，第一に，保険者による医療リスクの低い人々の囲い込みを排除するために，加入希望者を分け隔てなく受入れる義務を課さなければならない。第二に，基本的にはこれまで出来高払いを前提として，保険者を通じて，実際にかかった医療費を医師や病院に事後的に支払ってきた仕組みを変え，保険者の支払いを予算化する。そのためには，保険料の徴収と集まった保険料の保険者への配分を一括管理する医療基金（仮称）を作り，基金を通じて，各保険者にできる限り，事前包括払いに基づいて必要医療費を配分する。そして，この事前払いを可能とする，保険加入者のリスク構造調整を導入する。これは，高齢者など医療リスクの高い人たちの加入比率の高い保険者には，そうでない保険者より，事前の医療費を高く見積もることを意味する（田近・菊池, 2003）。

　そして，第三に，保険者には厳格な財政責任を課し，事前包括払いを超えた医療費は，その保険者の被保険者が負担することとする。仮に，医療費適正化

が不十分であり，事前の包括払い額を超えた医療費がかかった場合には，その超過分は，他の保険者との間の財政調整によってではなく，歳出超過となった保険者がその被保険者に追加的な負担を求めることで，清算する。ただ，財政責任は罰則としてだけ機能するわけではなく，保険者が歳出超過を承知で，質の高い独自の取り組みを行った場合には，保険者はその取り組みへの評価として，追加負担をその被保険者に求めることになる。逆に，医療費の適正化が進み，余剰が発生した場合は，余剰分を積立金にすることも，被保険者に還元することも，また，医療給付の充実にあてることも可能である。

　保険者再編・統合の先には，保険者の責任と機能を強化する，以上三つの準備を進め，個人による保険者選択の道を開くことが課題となる。保険者選択をより，身近なものとするには，さらに，選択を認める保険者の範囲をどう定めるかという問題もある。これについては，改革提案のなかで具体的な検討を行う。

2）国際比較からみた日本の医療保険の特徴

　以上，わが国の医療保険改革の課題と改革を進めていくうえでの問題点について述べた。ここでは，わが国の医療保険に対して改革提案を行う準備として，保険によって医療給付を行っている諸国との比較を通じて，日本の問題の特徴を指摘する。なお，各国における医療保険については，本書第3章において，フランス，スイス，ドイツおよびオランダにおける調査結果を踏まえて，より詳細な検討がなされているので，各国の制度の説明は，省略する。

　表1-2は，これら4カ国に韓国を加えた，医療保険の簡単な国際比較である。まず，これらすべての国は皆保険を実現しており，「リスクによる保険料格差」はない。すなわち，医療リスクによって保険への加入が拒まれたり，異なった保険料が課されることはない。

　保険者への国からの財政支援については，わが国のように給付の一定割合が公費負担となっている国はなく，ここで掲げたすべての国で，低所得者支援になっている。この点に関して興味深いのは，韓国の2006年健康保険法の改正

表1-2　医療保険の国際比較

	スイス	オランダ	ドイツ	フランス	韓国
リスクによる保険料格差	×	×	×	×	×
国の財政支援：給付の一定割合	×	×	×	×	×
国の財政支援：低所得者支援	○	○	○	○ 一般福祉税(注1)	○
保険料	定額	所得比例	所得比例	所得比例	職場加入と地域加入で別(注2)
高齢者独立保険	×	×	×	×	×
保険者選択	○	○	○	○ 補足保険(注3)	× 保険者統合
保険プランの選択	○	○	○	○ 補足保険	×

(注1) フランスの場合，一般福祉税（賃金以外にも資産性所得を含む所得課税）が，医療保険財源の40％近くになっており，それにより保険料の軽減や，低所得者への支援がなされている。
(注2) 日本と同じく，職場加入の場合は所得比例，地域加入の場合は所得，資産や世帯構成を考慮した等級別定額制。
(注3) 公的保険の自己負担分をカバーする付加的疾病給付は，実質的に皆保険となっている。自己負担やそのほか，差額ベッド，私費診療などからなる補足保険については，民間の参入がなされている。
(出所) 筆者作成。

である。この改正によって，「地域保険（日本の国保に対応）給付額等の100分の35に相当する金額」（カッコ内，筆者挿入）とされていた国庫負担は，職域保険をふくむすべての保険の被保険者を対象とした，保険料軽減のために用いられることになった。皆保険を前提とした保険を実現するためには，国の支援は，特定の保険者の救済ではなく，負担能力に見合った個人救済であるべきだという姿勢は，すべての国で貫徹している。なお，フランスでは，国の支援の財源として，一般福祉税が導入されている。

保険料は，スイスを除く各国で，所得比例となっている（韓国では，日本と同様に，地域保険では，所得だけでなく，資産額などにも配慮して賦課されている）。

保険料を定額とするか，所得比例とするかについては，ヨーロッパ諸国で，社会保険の連帯性との関係で活発な議論がなされている。すなわち，所得比例で保険料を払うことにより，高額所得者は，医療リスクが相対的に高くない限り，給付に対して，より大きな負担をすることになるが，それが連帯の証であるということになる。もちろん，保険料が定額となっても，低所得者には，国からの支援がなされるが，高所得者の負担が軽くなった分，連帯の絆が弱くなるというのである。

一方，医療を含む社会保険料率が高過ぎ，国際競争力に負の影響を与えているという企業側の主張からすれば，保険料の定額化が，望ましい選択である。結果的には，スイスのみ定額制であり，ドイツでは，多くの議論がなされはしたが，定額制への移行は，実現しなかった。

高齢者独立保険に移る。この点についても，国際比較の結果は明白であり，社会保険を採用しながら，高齢者だけを対象とした保険を作っている国はない。保険の鉄則は，そのなかでリスクをできるだけ分散させることであり，それに反して，医療リスクの高い高齢者の独立保険を作ることは，選択肢にも上がっていなかったと思われる。また，そもそも，社会全体で支えあう保険として医療保険が仕組まれているなかで，高齢者をのけ者にする，レガシイ・コストという考え方自身，存在していなかったのではないかと思われる。

最後に，被保険者による保険プランの選択の可能性についてみる。この点，選択肢がもっとも多様なのは，スイスで，標準保険プランに加えて，①医師や病院の選択を一定範囲内とする，②免責保険（医療費の一定額までを保険不適用とする）の免責額を選択する，③ボーナス保険（医療保険に支払い要求しない場合，保険料が軽減される）を選択するなどのメニューが用意されていて，個人はそのなかから，自分に一番あったものを選択する（Swiss Confederation, Federation Office of Public Heath, FOPH, 2008）。オランダやドイツでもいくつかの保険プランが提示されている。フランスでは，公的医療保険において保険プランの選択は認められていないが，自己負担分などの保険である補足医療保険では，民間の保険参入が認められているのと同時に，複数の保険プランからの選択が

表1-3 改革提案

改革の ステップ	主たる改革	改革の内容
1	公費改革	・公費の給付への連動の廃止 ・給付に連動した政管健保,国保組合への公費を廃止する ・個人の保険料支払い能力に応じた支援 ・市町村国保については,加入者の所得捕捉精度を向上させ,その実績をみて,給付連動の公費を廃止する
2	65歳未満を対象とした改革	・個人による,被用者保険間の保険者選択を認める ・保険プランのメニューの提示と選択 ・国保加入者の被用者に保険者選択を認め,所得捕捉の精度の向上をみて,国保のすべての加入者に保険者選択を認める ・逆に,被用者の国保加入の選択を認める
3	75歳未満を対象とした改革	・「2006年改革」により創設された前期高齢者を廃止 ・被用者保険の加入制限を75歳未満にまで引き上げる ・65歳未満と同一の保険とする
4	75歳以上を含む改革（年齢制限の撤廃）	・医療保険における年齢制限を撤廃し,75歳未満の改革をすべての国民に適用する

（出所）筆者作成。

可能となっている（中村,2006）。

3）日本の医療保険——改革提案

　日本の医療保険に関する検討結果,および海外の医療保険との比較を踏まえて,ここでは,次世代医療制度に向けて医療保険改革の提案を行う。表1-3に改革案を示した。

　第一ステップは,公費改革である。日本の医療保険において,公費が給付に連動していることによって,国の裁量的な予算編成力,すなわち予算の自由度が著しく狭められている。また,公的医療を保険によって提供している諸国で,公費を給付に連動している国はないことを指摘した。改革の第一は,こうした公費のあり方を改めることである。

　具体的には,政管健保と国保組合への公費を廃止する。ここで廃止する公費は,64歳までの現役世代への医療費への公費と,後期高齢者医療制度におけ

る国保と政管健保の支援金に含まれる公費を含む。そして，政管健保だけでなく，その他の被用者保険および国保組合の被保険者の全体を対象として，そのなかで，どのような人に支援を行うべきか基準を定め，厳格な負担能力の審査（資力テスト）を行い，保険料の軽減を行う。

　これまで国保組合について，とくに言及をしてこなかったが，国保組合とは，市町村国保とは別に，医師，歯科医師，薬剤師，税理士，理容師などが作っている組合保険で，そのなかには，所得水準も高く，国の支援を必要としない人々もたくさん含まれている。長いこと，負担の不公平が指摘されてきたが，公費のあり方の抜本的改革にあたり，国保組合への公費を廃止，公費は被保険者の資力に応じて支給するべきである。

　市町村国保については，所得捕捉の問題が残る。現在のままで，被用者と同等の負担を求めることは不可能なので，まずは，所得捕捉の精度の向上を図るべきである。自営業者の所得捕捉問題は，地域保険と職域保険の統合を図った韓国医療保険においても，残された最大の課題の一つであることを考えると，わが国の公費改革にあたって，当面，被用者保険と市町村国保とを分けて進めるのが，現実的な対応であると思われる。そのうえで，医療給付費と公費との連動を徐々に弱め，所得捕捉の進捗に配慮しつつ，究極的には，その他の保険者と同じように給付に連動した公費を廃止するべきである。

　改革の第二ステップは，65歳未満で，かつ被用者保険の被保険者である人々を対象として，個人の保険者選択を認めることである。具体的には，都道府県単位で再編される政管健保や地域型健保の間の選択を認める。その前提として，すでに述べたように，医療基金を創設して，被保険者のリスク構造調整に基づく，保険者への事前包括払いを行う環境を整えなくてはならない。

　ここで，保険者選択の範囲を被用者保険に留めているのは，改革の第一ステップで述べたように，市町村国保の被保険者の所得捕捉の精度を高める必要性があるからである。ただし，かつて農民や自営業者の保険であった市町村国保は，現在は大きくその姿を変えて，世帯主の構成割合でみて，農林水産業者およびその他自営業者の割合は，19.3％にしか過ぎない。その代わりに，被用

者（24％）や無職（53.8％）の割合が増加している（割合は2005年の数値）（厚生労働省，2007）。

したがって，市町村国保のなかで被用者保険と同等に所得捕捉の可能と思われる被用者に対しては，保険者選択を認める。市町村国保のその他の被保険者についても，所得捕捉率の向上にともなって，保険者選択を認めるべきである。逆に，そうした状態となれば，被用者の市町村国保への加入も認めるべきである。

保険者選択の範囲で，残された問題は，地域型健保組合ではない，いわゆる大企業の健保組合や，共済組合をどのように扱うかである。保険者の適正な競争を促す観点からは，地域に縛られていない被用者保険も保険者選択の範囲に入れるべきである。実際，夫婦，家族，知り合い同士などで，同一の保険に入りたいという希望はあるだろう。そうした選択を認めてこなかったこれまでの保険が異常だったといってしまえば，それで終わりであるが，たんなる一元化ではなく，被保険者のリスク構造調整や事前包括払いによる医療費負担という仕組みを導入したうえでの保険者選択であるので，原則的には，すべての健保組合および共済組合も選択対象とするべきであろう。

国保組合については，保険者の機能を発揮するためには，その規模を拡大する必要がある。そのためには，全国ベースの保険者となるか，異業種組合の統合によって地域型組合を作るなどの再編成が必要である。保険者選択におけるその扱いは，地域型健保組合と全国型健保組合の扱いと同じでよいであろう。

改革の第三ステップは，高齢者医療保険の改革である。ここは，段階的に，第二ステップの改革が65歳未満を対象としていたのを，75歳未満の人々にまで適用範囲を広げる。この改革により，前期高齢者医療制度は廃止される。第四ステップは，後期高齢者医療制度も廃止し，日本の医療保険制度から年齢による輪切りを完全に取り払う。

以上，公費のあり方と個人の保険者選択に焦点をあてて改革プロセスについて述べた。これらに劣らず重要なことは，被保険者に複数の保険プランを提示し，そのなかからそれぞれの個人にあったプランの選択を認めることである。

医療保険では，病気に対する医師の情報は，患者の知識よりはるかに優位であるため，医師による需要の掘り起し（誘発需要）が避けられない。そうしたなかで，スイスの医療保険で行われているように，病院へのフリーアクセスに制限を設ける代わりに保険料を下げたり，免責額の選択によって保険料に格差をつけることなどによって，個人の選択を通して，患者サイドから乱診に歯止めをかけることが可能となる。保険者としても，被保険者が，保険プランの選択の結果，健康状態が害されることがないように，十分な情報を提供しなければならない。こうした活動を通して，保険者はその被保険者の健康状態をよりよく知り，管理することができる。

5　おわりに

本章は，日本の小さな医療費に対する経済紙のいらだちから始めた。これに対するわれわれの考えは，医療保険は「市場の失敗」につねにさらされており，適切な政府の関与が必要であるということである。失敗は，保険料の暴騰によって，普通の健康状態の人が，保険に入れない場合もあれば，逆に，医療リスクの高い人が，保険から排除される場合もある。また，医療保険は命に関わるものであり，所得の多寡に関わらず，すべての国民に提供されるべきものである。

こうした医療保険の特性から，政府の適切な関与と国民全体の相互扶助が必要とされる。それらを前提としたうえで，保険者が被保険者の選択を生かしつつ，医師や病院との間に立って，医療供給の適正化を図る仕組みを作ることが重要である。そうした取り組みなしに，大きな医療費を容認してしまえば，医療費に歯止めがかからないだけではなく，その質も保てないことになるかもしれない。

こうした観点から，日本の医療保険の問題を制度や現状を踏まえて検討し，三つの問題を指摘した。第一の問題は，医療給付と連動した公費のあり方であり，第二の問題は，「2006年改革」によって高齢者の保険が，年齢によって輪切りとなってしまったことであり，第三の問題は，人々がそれぞれ，さまざま

な健康状態であるにもかかわらず，保険プランの選択がないこと，および保険の購入者でありながら，保険者の選択が認められていないことである．

続いて，これら三つの問題に対する各国の取り組みも踏まえて，改革提案を行った．その核となるものは，個人の厳格な資力審査に基づいて，公費を負担能力の低い人々の保険料軽減に使うことであり，これを出発点として，各保険者が保険プランを提示すること，および個人の保険者選択の道を開くことを提案した．改革は，まず65歳未満の被用者保険を対象としたが，その後，年齢制限の撤廃と保険者選択の範囲の拡大を漸次進めるべきである．改革案では，その具体的な道筋を提示した．

以上が本章の要約である．医療制度改革は，保険改革だけですむものではない．高齢化が進展するなかで，療養病床の廃止や縮小が計画されているが，それを可能とする，高齢者医療と介護保険の役割分担についても，見通しが立っていない．高齢者医療を薄くして，その分，介護保険でみるような試みが必要となるかもしれない．また，わが国の医療提供体制についても，抜本的な改革が必要とされる．これについては，第2章で本書の考えが提示される．

最後に，製品の質に磨きをかけるのは，その顧客の熱心さである．これまで，国民にとって医療保険は，決まったものだからしょうがない，手出しのできるものではなかった．しかし，医療サービスの質については，患者の権利意識の高まりや，度重なる過誤が契機となって，国民の重大な関心事となってきている．また，医師・病院側の緊張感も高まっている．そうしたなかで，すぐれた医療の土台となる保険のあり方についても，保険プランや保険者の選択を通じて，国民のより身近なものとすることが重要であり，そうした考えに基づいて，改革を進めなくてはならない．

参考文献

池上秀樹，2007，「特定健康保険組合制度に関する調査研究——検討委員会を振り返る」，『健康保険』，第61巻第10号，34-35頁．

医療保障制度研究会，2007，「医療保険制度の一元化について」，『健康保険』，第61巻第

11 号，28-31 頁．

厚生労働省，2007，『国民健康保険実態調査』，平成 17 年（報告）．

経済財政諮問会議，2005a，「社会保障給付費の伸び率管理について」（有識者議員提出資料）2005 年 6 月 1 日〈http://www.keizai-shimon.go.jp/minutes/2005/0601/item1.pdf〉．

経済財政諮問会議，2005b，「社会保障制度の一体的見直しについて」（尾辻臨時議員提出資料）2005 年 6 月 1 日，〈http://www.keizai-shimon.go.jp/minutes/2005/0601/item2.pdf〉．

健保連企画部社会保障研究グループ，2007，「ドイツ医療保険制度の現状と 2007 年改革」，『健康保険』，第 61 巻第 11 号，60-71 頁．

健康保険連合会，2007，『韓国の医療保険制度についての追跡調査』（報告書）．

栄畑潤，2007，『医療保険の構造改革──平成 18 年改正の軌跡とポイント』，法研

島崎謙治・宮武剛・対馬忠明，2007，『健康保険』，「鼎談（後編）今後の保険者，健保組合はどうあるべきか？」，第 61 巻 11 号，20-25 頁．

週刊社会保障，2007，「被用者保険間の財政調整は 20 年度予算案編成過程で決着──社保審議・医療保険部会の財政調整審議は終了」，No.2459（2007.12.3），6-11 頁．

週刊社会保障，2006，「後期高齢者医療制度の創設に評価と期待──医療制度改革をテーマに法研 60 周年記念特別シンポ」，No.2400（2006.10.1），26-57 頁．

週刊社会保障，2006，「療養病床の再編成等で医療費を適正化」（日本病院会主催のシンポ，「激動期の医療経済と病院」），No.2396（2006.9.4），6-10 頁．

田近栄治・菊池潤，2003，「日本の医療保険改革と『管理された競争』」，『季刊社会保障研究』，第 39 巻第 3 号，306-321 頁．

田近栄治，2008a，「財政再建と予算管理」，『会計検査研究』，第 37 号，5-11 頁．

田近栄治，2008b，「高齢者医療制度──保険を年齢で輪切りにするべきではない」，『朝日メディカル』，第 37 巻第 3 号，60-61 頁．

田中耕太郎，2006，「ドイツ医療保険改革にみる『連帯下の競争』のゆくえ──公的医療保険における保険者選択制とリスク選択」，『フィナンシャル・レビュー』，第 80 号，4-32 頁．

土田武史・田中耕太郎・府川哲夫編著，2008，『社会保障改革──日本とドイツの挑戦』，ミネルヴァ書房．

堤修三，2006，「一元化した医療保険では運営が困難に」，『週刊社会保障』，No.2387（2006.6.26），8 頁．

中村岳，2006，「フランスにおける民間医療保険の動向」，『損保ジャパン総研クオータリー』，第 46 巻，39-53 頁，〈http://www.sj-ri.co.jp/issue/quarterly/data/qt46-2.pdf〉．

李奎植，2007，「韓国医療保険制度，統合・一元化とその後の動向」，『健康保険』，第 61

巻9号, 20-25頁.

渡邊行司, 2007,「新制度における特定健保組合」,『健康保険』, 第61巻第10号, 26-33頁.

Becker, Ulrich., 2007, Solidarity, financing and coverage, *The Japanese Journal of Social Security Policy*, 6 : 1, pp. 1-30.

Closs, Jeffery M., 2004, Testimony of Jeffery M. Closs, President and CEO, BENU Inc. before the Joint Committee of the United States Congress.
〈http://jec.senate.gov/republicans/index.cfm?FuseAction = Hearings.Hearing&Hearing_ID = 81〉

Enthoven, Alain C., 1988, *Theory and practice of managed competition in health care finance*, North-Holland.

Enthoven, Alain C., 1993, The history and principles of managed competition, *Health Affairs*, Supplement, pp. 25-48.

Enthoven, Alain C., 2004, Perspective : Market forces and efficient health care systems, *Health Affairs*, 23 : 2, pp. 25-27.

Enthoven, Alan C. and Laura A. Tollen, eds., 2004, *Toward a 21st century health system : the contributions and promise of prepaid group practice*, Jossey-Bass.

Swiss Confederation, Federation Office of Public Heath FOPH, 2008, The compulsory health insurance in Switzerland : Your question, our answers.
〈http: //www. zurich-relocation. ch/content/finance/downloads/FAQ_health_insurance.pdf〉

Gress Steven, Maral Manougian and Jurgen Wastem 2007, Health insurance reform in the Netherlands, *CEFifo Dice Report*, 1/2007, pp. 63-67.

Pauly, Mark V., 2004, Testimony of Mark V. Paul before the Joint Committee of the United States Congress.
〈http://jec.senate.gov/republicans/index.cfm?FuseAction = Hearings.Hearing&Hearing_ID = 81〉

Van De Ven, 1990, From regulated cartel to regulated competition in the Dutch health care system, in *European Economic Review*, 34, pp. 632-645.

Van De Ven and Randall P. Ellis, 2000, Risk adjustment in competitive health plan markets, in *Handbook of Health Economics*（Chapter 14）, Culyer A. J. and J. P. Newhouse eds., Elsevier Science.

第Ⅰ部　次世代型医療制度の提言

参考資料

健康保険法等の一部を改正する法律案の骨子

医療保険制度について，国民皆保険を堅持し，将来にわたり持続可能なものとしていくため，「医療制度改革大綱」（平成17年12月1日政府・与党 医療改革協議会決定）に沿って，医療費適正化の総合的な推進，新たな高齢者医療制度の創設，保険者の再編・統合等所要の措置を講ずる。

概要
1　医療費適正化の総合的な推進
　(1) 医療費適正化計画の策定
　　○　生活習慣病対策や長期入院の是正など中長期的な医療費適正化のため，国が示す基本方針に即し，国及び都道府県が計画（計画期間5年）を策定【平成20年4月】
　(2) 保険者に対する一定の予防健診等の義務付け
　　○　医療保険者に対し，40歳以上の被保険者等を対象とする糖尿病等の予防に着目した健診及び保健指導の実施を義務付け【平成20年4月】
　(3) 保険給付の内容・範囲の見直し等
　　○　現役並みの所得がある高齢者の患者負担を2割から3割に引き上げ【平成18年10月】
　　○　療養病床に入院する高齢者の食費・居住費の負担を見直し【平成18年10月】
　　○　傷病手当金・出産手当金の支給率等を見直し【平成19年4月】
　　○　70歳から74歳までの高齢者の患者負担を1割から2割に引き上げ【平成20年4月】
　　○　乳幼児に対する患者負担軽減（2割負担）の対象年齢を3歳未満から義務教育就学前まで拡大【平成20年4月】
　(4) 介護療養型医療施設の廃止【平成24年4月】
2　新たな高齢者医療制度の創設
　(1) 後期高齢者医療制度の創設【平成20年4月】
　　○　75歳以上の後期高齢者の保険料（1割），現役世代（国保・被用者保険）からの支援（約4割）及び公費（約5割）を財源とする新たな医療制度を創設
　　○　保険料徴収は市町村が行い，財政運営は都道府県単位で全市町村が加入する広域連合が実施

○ 高額医療費についての財政支援，保険料未納等に対する貸付・交付など，国・都道府県による財政安定化措置を実施
(2) 前期高齢者の医療費に係る財政調整制度の創設【平成20年4月】
○ 65歳から74歳までの前期高齢者の給付費及び前期高齢者に係る後期高齢者支援金について，国保及び被用者保険の加入者数に応じて負担する財政調整を実施
○ 退職者医療制度について，平成26年度までの間における65歳未満の退職者を対象として，現行制度を経過措置として存続

3　保険者の再編・統合
(1) 国保の財政基盤強化
○ 国保財政基盤強化策（高額医療費共同事業等）の継続【公布日（平成18年4月から適用）】
○ 保険財政共同安定化事業の創設【平成18年10月】
(2) 政管健保の公法人化【平成20年10月】
○ 健保組合の組合員以外の被保険者の保険を管掌する全国健康保険協会を設立
○ 都道府県ごとに，地域の医療費を反映した保険料率を設定
○ 適用及び保険料徴収事務は，年金新組織において実施
(3) 地域型健保組合【平成18年10月】
○ 同一都道府県内における統合を促進するため，統合後の組合（地域型健保組合）について，経過措置として，保険料率の不均一設定を認める

4　その他
○ 保険診療と保険外診療との併用について，将来的な保険導入のための評価を行うかどうかの観点から再構成【平成18年10月】
○ 中医協の委員構成の見直し，団体推薦規定の廃止等所要の見直しを実施【平成19年3月】　等

(注)【　】内は施行期日

(出所)　厚生労働省資料。

第2章
医療サービス提供のあり方の改革

1　はじめに

　医療問題を考察するにあたっては，これを大きく医療サービスに対する需要面と医療サービスの供給面に分けて検討することが有益である。たとえば，2006年のいわゆる「医療制度構造改革」を例にとれば，2006年6月に国会で成立した改革法は，健康保険法等の一部改正法（医療需要面）と医療法等の一部改正法（医療供給面）の二つに大別することができる。第1章においては，主としてこの前者（医療保険制度）の改革に焦点をあてた議論を展開した。これを受けて，本章においては，主として医療提供体制及び保険給付の範囲に関する改革について検討する。

　本章の構成は，以下の通りである。まず第2節では，日本の医療提供体制の現状について，国際比較等を踏まえて，三つの観点から整理する。そして，これらの諸特徴がどのような問題を引き起こしているか，また，2006年の医療制度改革においてはこれらの問題にどのように取り組もうとしているかを検討する。そして，第3節では，これを受けて，次世代型医療制度における医療提供体制のあり方について，提案を行う。さらに，第4節では，わが国の医療保険制度が，累次の制度改正によって，保険としての機能が希薄化，弱体化しており，医療保険の空洞化を招いているのではないかという問題提起を行う。そして，第5節では，次世代型医療制度における患者負担と保険給付範囲のあり方について提案を行う。ここではまた，補論として，近年各方面で関心の高い

「混合診療解禁」問題についての見解を述べる。第6節は，本章の結論である。

2　日本の医療提供体制の現状

1）日本の医療提供体制の特徴

　日本の医療提供体制の現状については，さまざまな見方がありうるが，ここでは，①資本集約的（＝労働節約的）な医療サービスの提供，②医療施設体系の連続性，③民間主導の医療サービスの提供という3点に絞って検討する。これらはいずれも，これまでの日本の医療提供体制における基本的な諸特徴であり，それなりに機能してきた面もあるが，今日ではそれが限界にきており，多くの問題を生み出している。2006年に実現したいわゆる医療制度構造改革は，明らかにこうした諸問題の改善（変革）に取り組もうとしているものと考えることができる。[1]

2）資本集約的（労働節約的）な医療サービスの提供

　医療は一般的には労働集約的なサービスと考えられている（Folland, Goodman, Stano, 2006, p. 331.）。たとえば，マクロ的な国民医療費の分配構造を見てみると，総医療費のほぼ50％を人件費が占めるものと推計されている。また，ミクロの病院経営においても，いわゆる「人件費比率」については，わが国では40％〜50％が一つの目安として考えられることが多い。さらに，最近では，新たな有望な雇用創出分野として医療（介護）は重要な一翼を担うものとして期待されている。他の産業と比べた場合，医療が労働力をたくさん使う，労働集約的なサービスであるということはあながち間違いではない。

　しかしながら，日本の医療提供体制について国際比較をしてみると，全く違った姿が見えてくる。国際的に見ると，実は，日本の医療提供体制については，相対的に病床施設や医療機器等の「資本」が潤沢なのに対し，医師や看護師等の「労働」の投入が手薄であることが，大きな特徴である。つまり，国際比較においては，日本の医療サービスの提供は，「労働集約的」ではなく，むしろ

第2章 医療サービス提供のあり方の改革

表2-1 主要な医療資本投入状況の国際比較（2005年）

国名	人口千人当たり急性期病床数	人口百万人当たりCT台数	人口百万人当たりMRI台数
日本	8.2	92.6**	40.1
カナダ	2.9*	11.2	5.5
フランス	3.7	9.8	4.7
ドイツ	6.4	15.4	7.1
イタリア	3.3	27.7	15.0
オランダ	3.1	5.8	5.6
イギリス	3.1	7.5	5.4
アメリカ	2.7	32.2*	26.6*

（注）　＊2004年，＊＊2002年データ。
（出所）　OECD, OECD Health Data 2007.

「資本集約的」に行われているのである。このことを，OECDの国際比較データ等を基に見てみよう。

表2-1には，主要な（人口当たり）医療資本投入状況の国際比較データを示した（G7＋オランダ）。これを見ると，（急性期）病床の定義や，医療機器についてはその性能の相違等の調整を図る必要があり，厳密な比較は困難ではあるが，いずれも概数として見れば，日本における医療資本が諸外国に比べ極めて潤沢な状況にあることを示している。日本は，病床数やCT，MRIといった高度・高額医療機器の普及度合いについては，ほとんど世界一と言ってもいい状況にあることがわかる。

一方，病床当たりの主要な医療労働投入の状況等を表2-2に示した。これを見ると，病床当たりの医療スタッフの配置に関しては，日本は諸外国に比べ，かなり手薄な状況にあることがわかる。たとえば，看護職員は人口当たりで見るとそれほど少ないわけではないが，病床当たりで見ると，きわめて手薄な配置となっている。これは明らかに病床数が多いことの結果である。表2-1とあわせると，日本の医療サービスの提供は，諸外国に比べ，相対的に「資本集約的」ないしは「労働節約的」に行われているといえる。

こうした「労働節約的」な医療サービスの提供は，医療サービスの質や患者満足度，さらには医療の安全性といった，多すぎる病床に対する手薄な人員配

表 2-2　主要な医療労働投入状況の国際比較 (2004年)

国名	病床百床当たり医師数	病床百床当たり看護職員数	人口千人当たり看護職員数
日本	14.3	63.2	9.0
フランス	44.9	100.0	7.5
ドイツ	39.5	112.5	9.7
イギリス	57.0	226.8	9.2
アメリカ	73.3	233.0*	7.9*

(注)　＊2002年データ
(出所)　厚生労働省，平成18年医療制度改革資料。

置にともなう深刻な問題を惹起している[2]。2006年改革においては，明らかにこうした状況を変えていこうとしているように見える。病床数については，平均在院日数の縮減および療養病床の再編・スリム化を通じて，現在より相当削減することが想定されているし，人員配置については[3]，いわゆる「7対1看護」の導入に示されるように，より手厚い配置が志向されている。2006年改革は，全体として明らかに，より「労働集約的」な医療提供体制の方向を目指しているといえるだろう。

3) 医療施設体系の特徴——連続性と緩やかな二極分化

　第二点目の医療施設の体系については，図2-1のような概念図で考えることができる。現行医療法上は，病床数20床を基準として，機械的に病院と診療所が区分されている。その結果，図2-1に示したように，医療施設の体系は，無床診療所（病床数ゼロ），有床診療所（病床数1～19床），病院（病床数20床以上）と，極めて連続的な構造となっている。しかも，病院については，表2-3に示したように，100床未満の病院の比率が38.2％，200床未満の病院の比率が68.9％と，中小病院の割合が極めて高くなっている（このことは，図2-1で「病院」が「底の厚い」ピラミッド形状として示されている）。大病院と中小病院の線引きをどこでするかはむずかしい問題であるが，仮に500床で区分するとすれば，表2-3に示したように，日本の大病院はわずか5％ということになってしまう。これを300床以上としても，大病院の比率は2割以下であ

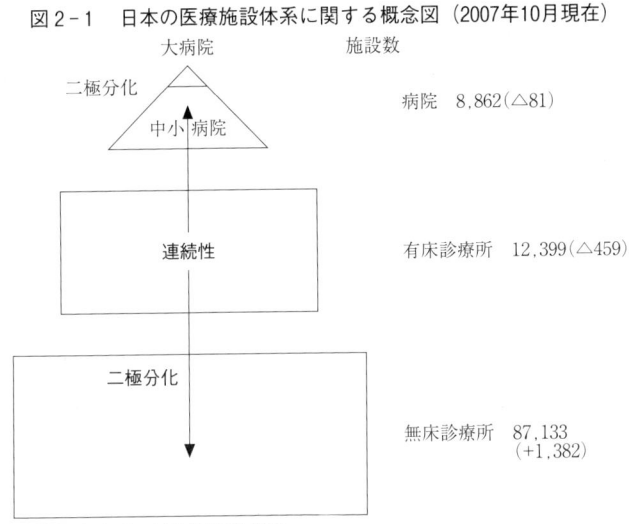

第**2**章　医療サービス提供のあり方の改革

図2-1　日本の医療施設体系に関する概念図（2007年10月現在）

```
       大病院               施設数
  二極分化 △
       /中小\病院         病院　8,862（△81）
      /_____\

    ┌──────────┐
    │   連続性  │         有床診療所　12,399（△459）
    └──────────┘
         │
    ┌──────────┐
    │  二極分化 │
    │     ↓    │         無床診療所　87,133
    └──────────┘                     （+1,382）
```

(注)　（　）は，対前年同月比増減。
(出所)　厚生労働省「平成19年医療施設（静態・動態）調査・病院報告の概況」より作成。

り，わが国の病院においていかに中小病院の比率が高いかがわかる（このことが，診療報酬制度を含む日本のさまざまな制度において，病床数の区切りに「200床」という水準がしばしば使われる一つの背景となってきた）。

　こうした「連続性」は，単に医療法上の施設区分にとどまらない。たとえば，日本においては診療報酬の体系は，一部を除いて，基本的に病院，診療所共通のものとなっており，出来高払いを基本とする診療報酬体系がとられてきた。これは，病院と診療所とでは診療報酬の体系そのものが全く異なっていることが多い諸外国の事例（たとえば，病院は総額予算制，診療所は出来高払い制等）と比較すると，きわめて特徴的であり，日本の医療施設体系の「連続性」がもたらした一つの帰結であると考えられる。さらに，医療機関経営者の意識の問題としても，「診療所の大きくなったものが病院」であると考えるのが一般的であった。事実，外来患者をめぐって，病院と診療所は激しく競合しており，病院医療に占める外来診療のウエイトは，諸外国に比べてかなり高いものとなっている。その結果，わが国においては，医療機関相互の機能分担と連携は遅れ

表2-3 日本の病院の病床規模別分布（2007年10月現在）

99床以下	38.2%
100〜199床	30.7
200〜299床	13.0
300〜499床	12.7
500床以上	5.3
総計	100.0%

（出所）図2-1と同じ。

ており，大病院でも診療所のように多数の外来患者で込み合うということになりがちである。これを患者の側から見ると，ほぼ完全な「フリーアクセス」体制ということになる。「3時間待って3分診療」ということがよく言われるが，これもこうしたフリー・アクセスの一つの帰結である。病院と診療所が，歴史的，沿革的にも，また，その機能の上でもかなり截然と分かれているのが一般的である諸外国と比べると，こうした（当事者の意識も含めた）連続的な構造というのは，日本の医療に特有の現象であるといえる。

こうした医療施設の体系について，中長期的なトレンドとしては，図2-1の上下への一種の「二極分化」が，緩やかなペースで進行中であるといえる。図2-1における分厚い中央部分，すなわち有床診療所および（とくに100床未満の）中小病院は一貫して減少傾向にあるのに対し，無床の診療所は毎年着実に増加している。また，大病院も横ばいないしは若干の増加傾向にある。全体として，緩やかではあるが，無床の診療所と，ある程度の病床規模を有する病院という「二極」への分化が進んでいるといえる。

OECD（2001）は，こうした日本の医療提供体制の問題をLack of differentiation and standardization（機能分化と標準化の欠落）と評しているが，2006年の改革は明らかにこうした「欠落」を埋めていこうとしているように見える。機能分化については，医療計画の見直しを通じて，いわゆる「4疾病5事業」を中心に，地域における医療機能分担と連携の体制を構築しようとしている。診療所についても，24時間体制がとれる診療所を「在宅療養支援診療所」として位置付け，高い診療報酬を設定している。また，標準化については，DPCの普及拡大，患者の状態像に応じた療養病床の診療報酬評価の導入等を通じて，これを促進していこうとしている。

4）民間主導型の医療サービスの提供――有効な医療供給政策の不在

　第三は，わが国の医療提供体制が基本的に「民間主導」であるという点である。たとえば病院の施設数を見ると，公的医療機関は15％，国立病院・療養所は3％程度を占めるに過ぎず，8割以上は医療法人立，個人立を中心とした民間病院となっている。また，一般診療所および歯科診療所についても，そのほとんどが個人立または医療法人立である。病床規模を勘案すると，国公立の方が大規模な病院が多いため，民間病院のシェアは若干落ちるが，それでも，わが国の医療サービスの大宗は，民間医療施設によって担われているといって過言ではない。一方で，医療財政は，国民皆保険の下で公的な医療保険制度によって担われていることと併せて考えると，わが国の医療については，「財政は公的に」，しかし「医療サービスの提供は民間を主体に」実施されているといえる（publicly funded and privately delivered）。戦後の急速な医療提供体制の整備は，主として民間医療機関の積極的な展開によるものであり，こうした「ポリシー・ミックス」はそれなりに機能してきたものと評価できる。

　しかしながら，こうした「民間主導」の医療提供体制に対して有効な政策を展開することには基本的な困難が付きまとう。これを「権限」で押し付けることはできず，ソフトな誘導策が求められるが，その辺は行政がもっとも苦手としてきたところである。この面でのこれまでの有効な政策としてはせいぜい医療計画における病床規制程度であり，むしろ診療報酬による経済的誘導策が事実上大きな役割を果たしてきた。しかし，こうした政策も近年の厳しい医療費抑制基調の下で限界にきている。2006年の改革においては，積極的な情報開示による患者・住民の医療機関選択を推進することを通じて，「民間主導」の医療提供体制に影響を及ぼしていこうとしている。医療機関の広告規制の緩和という従来の伝統的な方策に加えて，医療における情報開示が初めて本格的に展開されようとしている。医療計画等を通じ，この面で今後都道府県が大きな役割を果たすことが期待されている。

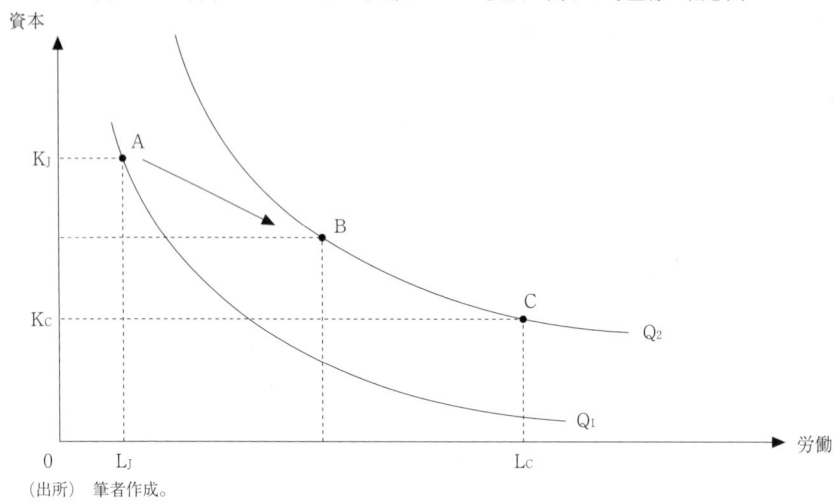

図2-2　日本およびカナダの医療サービス提供に関する等量線の概念図

（出所）筆者作成。

3　次世代型医療制度における医療提供体制のあり方

　以上のような特徴を持った日本の医療提供体制の今後の改革の方向について，三点に分けて考察してみよう。

1）労働集約的な医療サービス提供への転換

　図2-2には，資本と労働を基本的な生産要素と考えた場合の医療サービス提供に関する概念的な等量線（isoquants）を，日本およびカナダを例にとって示している[4]。日本の現状は，医療費の対GDP比率の相対的な低さに見られるように，相対的に低い等量線 Q_1 において，高い資本集約度 K_J，低い労働集約度 L_J の点Aのところで医療サービスの提供が行われていると考えられる。これに対して，カナダは，高い等量線 Q_2 において，低い資本集約度 K_C，高い労働集約度 L_C の点Cのようなところで医療サービスの提供が行われている。

　どちらの点を選ぶのかは，もちろん国民の選択の問題である。日本は，これ

まで，労働投入を抑制することによって，相対的に低い等量線に留まることができていたとも考えられる。これは，相対的に労働コスト（賃金）が高く資本コストが低い場合には，経済効率的な選択であったといえるだろう。日本の医療サービスの提供について，日本人自身の満足度は必ずしも高くはないが，国際的な評価はきわめて高い。

しかしながら，こうした医療サービスの提供方式については，医療従事者の疲弊や提供される医療サービスの安全性の問題等，近年種々の問題点が明らかになってきている。全体として提供される医療の質が問われているといえよう。医療の質を定量的に評価することはむずかしいが，日本の医療サービス提供の現状が「質」より「量」に偏った形で行われていることについては種々の批判がある。日本学術会議（2007）は，医師の偏在問題を中心に，現在の日本の医療が「量の医療から質の医療へ転換していく過程」にあるとしている。同報告も指摘しているように，いわゆる「医療崩壊」の主因は，「量」に偏った労働節約的な医療サービスの提供にあるものと思われる。

以上のような認識を踏まえ，ここでは，図2-2における点Aから点Bへの中長期的な移行を提案したい。2006年の改革がすべて順調に実施されたとしても，医療費は，2025年度には65兆円（対GDP比9.0％）に増大するものと予測されている。現在のカナダの医療費水準（2006年における対GDP比は9.8％）程度の水準を念頭に置くことは現実的な選択であると思われる。その場合，病床数の削減，病院施設の集約化，医療機器数の抑制等とともに，②で述べる医療機関の機能分化と連携を進め，労働集約度を高める必要がある。たとえば，看護については，2006年改革で実現した「7対1看護」なども，あくまでも一つの「通過点」に過ぎない。医療技術や人々の医療に対するニーズの高度化等を踏まえれば，急性期医療については，今後，5対1看護，4対1看護といった次のステップに進んでいく必要があろう。そのための前提条件としては，まず何よりも手厚い看護配置という政策の基本的方向性が根拠に基づく（evidence-based）ものである必要がある。今後，医療における構造（structure）指標である看護職員配置の状況が医療の成果（outcome）に結びついているこ

とを説得的に提示していく必要があるものと思われる (尾形, 2008)。

2) 機能分化と標準化の推進

次に，OECD (2001) が指摘している機能分化と標準化の問題に関しては，基本的に2006年改革において打ち出された方向性をさらに徹底すべきであると考える。連続的で機能未分化な医療施設の体系を，より効率的，効果的な機能分化と連携の体系に変えていく必要がある。

医療計画については，地域における機能分化と連携に重点を置いた新たな医療計画が2008年4月から各都道府県において実施されているが，これはあくまでも「出発点」に過ぎない。全国共通の記載事項である「4疾病5事業」に対する取り組みについても，都道府県によって温度差があることが予想される。また，在宅医療やその他の部分の記述については，さらに大きな格差が生じるであろう。今後は，これを出発点として，いわゆるPDCAサイクル (Plan-Do-Check-Action) を回し，より効果的な医療計画を作り上げていく必要がある。その際，医療機能調査に加え，医療費データを活用することが有効であろう。2011年度におけるいわゆるレセプト完全オンライン化は，そのための前提条件の整備につながるものと思われる。

また，診療報酬の体系については，病院と診療所の体系の区分をさらに推し進めるべきである。病院と診療所が「同じ土俵の上で相撲をとっている」状況は，担うべき役割と機能に重複があり，効率的でも効果的でもない。病院については，入院医療を基本とし，外来は専門外来や紹介外来等，診療所とは異なる機能を担うべきである。一方，診療所については，「かかりつけ医」として，いわゆるゲートキーパー機能を担うことが期待される。そのためには，診療所が地域に密着した存在になるとともに，地域の病院や他の医療・介護施設についての（最新の）情報を収集し，これを患者や家族にわかりやすい形で伝える機能を果たす必要がある。こうした機能分化を推進するためには，病院の診療報酬については包括化をさらに進めるとともに，診療所については，「在宅療養支援診療所」のように，その機能に着目したメリハリのついた配分を行うべ

きである。2008年の診療報酬改定においては，診療所の再診料を引き下げ，病院との格差を縮小することが大きな争点の1つとなったが，こうした病院・診療所間の資源配分の問題とあわせ，<u>診療所の間における</u>機能に応じた配分を行う必要がある。

さらに，標準化については，DPC（診断群分類1日包括評価：Diagnosis Procedure Combination）の普及拡大，療養病床における医療区分とADL区分（日常生活動作：Activities of Daily Living）のマトリックスによる患者の状態像に応じた診療報酬評価の導入によって，全体としては進みつつあると考えられる。今後の課題は，基本的に1日当たり定額制であるこれらの包括払いについて，標準化という意味ではより進んだ形態と考えられるDRG／PPS的な1件当たり定額払いの要素をどの程度加味していくかということであろう。そういった観点からは，2008年診療報酬改定において，一部（15歳未満の鼠径ヘルニア手術にかかる5日以内の入院）ではあるが，1手術当たりの支払方式が試行的に導入されたことが注目される。その基本的な考え方としては，「標準的な治療方法が確立されており，手術に伴う入院期間及び費用に大きな変動のないもの」を対象とするとされている（中央社会保険医療協議会，2008，27頁）が，こうした支払方式をさらに拡大することを通じて，提供される医療サービスの標準化に資することが期待される。

3）医療機関経営の効率化

医療サービスの提供を担う医療機関については，その経営の非効率性がしばしば問題にされてきた。たとえば，厚生労働省の「これからの医業経営の在り方に関する検討会」の最終報告書（2003年3月）においては，医療法人について，「非営利性」の確保を大前提としつつ，「『効率性』，『透明性』，『安定性』といった諸要素を高めるよう努めることにより，これらの要素が好影響を及ぼし合い，連続的な『正（プラス）の循環』を生み出し，変革期における医療の担い手としての医療法人の活力の増進につながるものと期待される」としており，経営における効率性の向上が重要な課題として挙げられている。また，経

表2-4 病院病床100床当たり常勤換算従事者数（2007年10月）

病院総数	107.2人
看護職	49.1 (45.8%)
医師	11.3
歯科医師	0.6
薬剤師	2.5
診療放射線技師等	2.3
臨床検査技師等	2.9
管理栄養士等	1.4
その他	37.0

（出所）厚生労働省「平成19年医療施設（動態）調査・病院報告の概況」より作成。

済産業省の「医療経営人材育成事業」は，医療機関の経営を担う人材の育成が急務であるとの問題意識の下に，2005年度から2007年度にかけて標準的なテキストの開発およびその実証事業が展開されてきた。[7]

表2-4には，わが国における病院病床100床当たりの従事者数を示した。これを見ると，全病院平均では，病床100床当たり（常勤換算で）ほぼ100人強の職員が働いていることがわかる。そのうち，医師，看護師をはじめとする有資格の医療専門職が大半を占めている。こうした医療機関の経営を担う人材は質量ともに不足しており，とくにさまざまな専門有資格者集団を統合し，組織としての一体感をもって，そのミッションを追求していくリーダーシップに欠けることが多いと言われている。[8] また，医療機関の経営に関しても，従来いわゆる「どんぶり勘定」的な経営は珍しいことではなかった。

そうしたなかで，より効率的な医療機関経営を目指す観点から，株式会社による医療機関経営を解禁すべきであるという議論が近年盛んに行われてきた。そのなかでも代表的なものとして，総合規制改革会議（2002）は次のように述べている。「医業経営への株式会社参入によるメリットとしては，資金調達の多様化，徹底した患者ニーズの把握による患者サービスの向上等による患者満足度向上だけではなく，経営効率化につながるシステム環境整備，経営マインドの発揮，管理・事務スタッフ等必要な人材投入等による患者ニーズに直結した効率的な経営などが挙げられる。（中略）医療分野に株式会社の参入を認めない積極的な理由は存在しない（後略）」。

こうした営利企業の経営的な効率性という主張には，一般的な競争的市場メカニズムないしは営利企業経営の相対的優位性という理論的な裏付けがあり，一定の説得力がある。[9] これに対する反対論は，いずれも（少なくとも理論的に

は）必ずしも説得的であるとは思われない。日本のような自由な市場経済を原則とする社会において，営利企業の活動を一般的に制限することは，よほど莫大な社会的損失が予想される場合を除いては原則としてできないと考えるべきであり，この場合，そのような死活的な問題があるようには見えない。原則論ないしは純粋にリクツのレベルで株式会社参入を認めないとすることにはかなりムリがあるといえよう。

ただ，こうした主張が政策的に適切なものであるかどうかは，また別の話である。株式会社の参入解禁論が主張するメリットは抽象的で，これによって日本の医療のどこがどのように改善されるのかについては必ずしも明らかではない。日本の医療サービス供給における基本的な問題は，情報の非対称性の大きさ（消費者主権の未成立），本来の非営利的医療機関の層の薄さ，医療機関の機能分化および連携の弱さといった点にあると思われるが，営利企業の参入はこうした諸問題をなんら解決ないしは改善するものではない。むしろ，問題によっては，現在よりも，状況を悪化させる可能性すらある。上述したように，そのことをもって一般的な参入禁止の論拠とすることはできないにしても，逆に，積極的な参入解禁論の論拠も弱いというべきである。

さらに，リクツのレベルで，従来あまり取り上げられていない論点として，組織の「ガバナンス」の問題がある。株式会社が一般にガバナンスに優れているという（古典的な）認識は，近年の日米を含む各国の経験からは，もはやア・プリオリに認められるものではなくなってきている（アメリカにおけるエンロンの破綻，日本における雪印や三菱自動車，さらには最近のコムスンに至る企業の不祥事等の事例を想起されたい）。ましてや，いささか逆説的にはなるが，従来のいわゆる「日本型経営」（長期的な経営重視の視点，配当や株主より従業員や企業の成長を重視した経営）は，相対的にはむしろ医療機関経営にフィットしたものであったと考えられる。これが米国型の短期的経営や配当・株主重視路線への転換を迫られている今日において，あえて株式会社の医療への参入を図ろうとすることの政策的な意味ないしはタイミングの問題については十分吟味する必要があろう。全体として，現時点で株式会社参入解禁論を積極的に支持

する根拠は薄いものと思われる。

　ただ，長期的にこの問題を考えた場合には，株式会社の参入も政策選択肢の一つであると考えられる。とくに2006年改革における医療法人制度改革の不徹底さを考慮すると[11]，従来型の持分の定めのある医療法人と株式会社の間に一線を画し続けることはむずかしい。むしろ，長期的には，社会医療法人等の非営利性を強めた法人類型と，株式会社を含めた営利要素の強い法人類型に二分したうえで，税制上の取り扱い，補助金政策等を再整理することが必要であると思われる。

4　医療保険の保険としての機能の希薄化，弱体化

　ここで，医療提供体制の議論とは少し離れるが，保険の給付範囲をどう考えるべきかという問題を検討してみよう。これまでのわが国における医療制度改革は，全体として，「保険としての機能」（いわゆる「保険者機能」ではない）を希薄化，弱体化する方向にあったものと考えられる。わが国の医療財政制度については，ドイツに範をとった社会保険方式であると言われる。しかしながら，表2-5に示したように，実はここ3年間，医療費財源のうち保険料の占める比率は5割を切っている状況にある。

　これは言うまでもなく，市町村国保や老人保健制度に対する手厚い公費負担（いずれも給付費の5割）等の結果である。こうした社会保険方式としては異例ともいえる手厚い公費の投入によって，何とか皆保険体制を維持するとともに，できる限り生活保護に「落ちない」ようにする，というのがこれまでのわが国における基本的な政策スタンスであったといえる[14]。そういった意味では，こうした手厚い公費の投入は，皆保険体制を維持するための社会的コストであったとみなすことができる。これによって，全体の保険料水準を低く抑えるとともに，国保における低所得者世帯に対する保険料軽減措置等の低所得者対策がとられてきた。国庫負担（財政調整交付金）の傾斜配分によって，市町村国保の中には給付費に占める保険料の比率が非常に低く抑えられている保険者もある。

また，1980年代に導入された老人保健制度や退職者医療制度は，制度間の年齢構成の相違を調整するという意味では，一種の年齢リスク構造調整的な仕組みであったと考

表2-5　国民医療費の財源別構成割合（2006年度）

国民医療費総額	33兆1,276億円
保険料	49.0%
公　費	36.6%（国24.7%，地方11.9%）
患者負担	14.4%

（出所）厚生労働省「平成18年度国民医療費の概況」。

えられる。こうした調整措置なしには，市町村国保によって支えられてきた皆保険体制を維持することはできなかったものと思われる。しかしながら，これらの措置によって，医療保険における給付と負担の関係は次第にあいまいなものになってきている。自分の払った保険料が拠出金という形で外部に流出し，どこに使われているのかがよくわからないという状況が次第に強まってきた[15]。

　こうした政策は，給付と負担の関係の明確化という（社会）保険の有する基本的な機能を希薄化し，弱体化してきた面があることは否めない。他方では，疾病構造および人口構造の変化の中で，医療保険は，もっぱら若いときに保険料を負担し，高齢になってから給付を受ける，という事実上の「長期保険」化が進んでいる。若い被保険者にとっては，医療保険に加入することのメリットはあまり感じられず，負担ばかりが際立つことになってきている。そのことが，近年の保険未加入者の増大や皆保険体制の「空洞化」現象の背景にあると言われている[16]。しかしながら，本来，医療は年金などと比べても，そのカバーされる保険リスクの大きさおよびリスク分散の大きさを考慮すれば，保険方式によりフィットした分野であると考えられる。医療保険の「保険としての機能」の希薄化，弱体化に歯止めをかけ，本当に困ったときに役立つ保険という，保険方式の原点に立ち返った制度の再検討が必要であると思われる。

5　次世代型医療制度における患者負担と保険給付範囲のあり方

　以上のような基本的な認識に立って，今後の改革の方向について考えてみよう。ここでは，医療保険制度自体の（再）編成の問題ではなく，保険給付の重

表2-6 主要国の患者一部負担の医療費に占める割合（2003年）

国　名	患者一部負担／医療費（％）
日　本	17.3
カナダ	14.5
フランス	7.7
ドイツ	10.4
イタリア	20.7
オランダ	7.9
イギリス	11.0 (1996年)
アメリカ	13.5

（出所）OECD, OECD Health Data 2006.

点化という観点から，保険としての機能を再強化する方策について考察する。

1）患者一部負担制度の見直し

医療保険における自己負担を政策的にどのように設定するかについては，さまざまな考え方がある。表2-6に示したように，医療費に占める患者一部負担（out-of-pocket payments）の割合は，国によって異なっている。日本は比較的この割合が高い方であるといえる。

患者一部負担の医療政策上の位置づけも国によって異なっている。たとえば，カナダは，医療基本法（Canada Health Act）の中で，公的医療保険制度（Medicare）の対象となっている保険サービスについては，原則として患者一部負担を課すことを禁じている。これは，カナダの医療政策の基本原則の一つである「アクセスの公平性」原則に抵触するおそれがあるためであるとされている。経済的負担によって医療へのアクセスが阻害されることがあってはならないという考え方である。一方，これとは逆に，患者一部負担という形での価格によるシグナル機能が欠けている状況は，いわゆるモラルハザードを誘発し，医療の過剰消費につながるおそれがあるという見方もある。消費者としてコスト意識をもってもらうためには，ある程度の受益者負担が必要であるという考え方である。日本においては，どちらかといえば後者の考え方に基づき，これまで患者一部負担が漸次引き上げられてきた。そして，2003年4月以降，老人等を除き，すべての医療保険制度の患者一部負担率は3割で統一された。これは国際的に見ると，韓国やフランス等と並んでもっとも高い水準の負担率であるといえる（ただし，後述するように，こうした制度上の負担率だけを取りあげて比較するのは適切ではない。その高低については，あくまでも公的な医療保障制度の給付範囲と組合せた形で，評価する必要がある）。

以上を踏まえて，今後のわが国の患者一部負担制度については，次のような方向で見直すことを提案したい[20]。

まず，第一に，患者負担率のこれ以上の引き上げは，厚生労働省も認めているように，「公的医療保険の意義の低下」につながるおそれがあり，適当ではないと考える。また，実際問題としても，今後患者負担率が4割や5割に引き上げられるという事態は想定しにくい。ただし，高齢者については，若人との間に負担率の差を設ける合理的理由に乏しく，等しく3割負担とすべきであろう（低所得者や医療費負担の大きい者についての配慮は別途，若人と同じ形で実施すべきであり，世代間の公平性の観点から，制度的にはできる限り「エイジ・フリー」な設計とすべきである。ちなみに，「公費」部分については，より所得再分配機能を強めた傾斜的配分を行う必要があるものと思われる）。

第二に，患者負担率については，一律3割とするのではなく，政策的な観点から弾力化を図ることを検討すべきである。たとえば，フランスのような薬剤の種類に応じた負担率や，医療機能の分担と連携という観点から，診療所からの紹介のない病院外来についての高い患者負担率の設定といった政策的に意味のある負担率の差別化を[21]，煩雑に陥らない範囲で実施することが考えられよう。

第三に，医療保険の本来果たすべき役割として，本当に必要なときに手厚い給付を行うという観点から，高額療養費制度と保険免責制度の適切な組み合わせを検討すべきである。保険免責制度については，従来，単なる医療費抑制のための（有効な）ツールとしてのみ議論されてきたきらいがあるが[22]，これは，本来，高額療養費制度とペアの話であり，公的な医療保険給付が担うべき部分についての優先度をどのように考えるかという問題である。この点については，図2-3に示したような概念図で考えることができる。図2-3は，標準報酬の上下限にも，また，保険免責制と高額療養費制度の組み合わせにも適用できる図である。社会保険といっても，保険である以上は，給付と負担の関係に一定の制限が課せられる。保険料負担については，標準報酬に上下限を設けることによって，たとえ低所得者であっても受益を勘案して一定の最低保険料負担を求める一方で，逆に高所得者であっても無制限に所得比例の保険料負担を求め

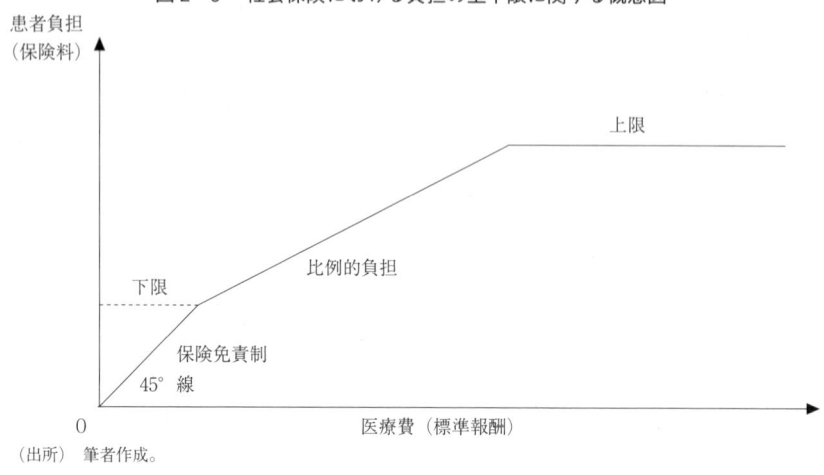

図2-3　社会保険における負担の上下限に関する概念図

（出所）筆者作成。

ることはしないこととしている。また，患者負担については，下限（保険免責額）までは，全額自己負担とし（図2-3の45度線），下限を超えた後は医療費に応じた比例的な負担（定率一部負担）が求められる。そして，医療費の一定の上限を超えると，全額保険から給付されることになる（高額療養費制度）。限りある資源の効率的使用という観点からは，こうした形で公的医療保険の保険としての機能を重点化した上で強化する方向での改革が必要であると思われる。

2）患者負担と給付範囲

ここで，患者負担と保険の給付範囲の問題を考える際に留意すべきいくつかのポイントについて整理してみよう。

まず，第一に，患者負担のあり方を検討する際には，給付範囲との関係を考慮する必要がある。相対的に給付範囲を広く取って，その代わりに制度上の患者負担を高い水準に設定する日本のような方式と，給付範囲を狭く絞る代わりに当該サービスに係る患者負担を低く設定する（多くの欧米諸国の）方式とがある。後者の場合，見かけ上の（保険給付に係る）患者負担率は低くなるが，保険給付外のサービスについては原則100％患者負担であるから，トータルの

図2-4 患者負担と保険給付に関する概念図

A 給付範囲を広く取り、患者負担率が高い場合

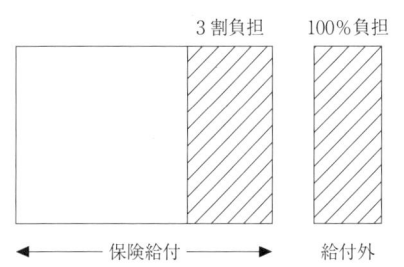

3割負担　100%負担

←　保険給付　→　給付外

B 給付範囲を狭く取り、患者負担率が低い場合

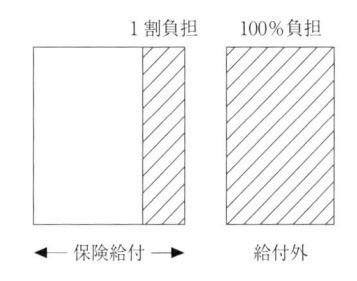

1割負担　100%負担

←　保険給付　→　給付外

(注) 斜線部は患者負担部分を示す。
(出所) 筆者作成。

患者負担が低いかどうかは一義的には定まらない。これを概念図で示したのが図2-4である。図2-4においては、Aが日本のように保険給付の範囲を広く取り、患者負担率も（若人3割と）高く設定しているケースである。これに対して、Bは、たとえば歯科医療や薬剤費等を保険給付から外す代わりに患者負担率を低く設定している（たとえば1割）ケースである。トータルの患者負担（図の斜線部）について、A、Bいずれが高いかは、条件の設定次第で異なることがわかる。

第二に、患者負担の経済的効果としては、マクロ的な医療費適正化と、ミクロ的な医療資源の配分の適正化という両面での医療費の効率的使用に関わる問題がある。まず、前者に関しては、2006年に実施されたいわゆる医療制度構造改革においては、患者の一部負担の引上げは、基本的に「短期的方策」の一つとして位置付けられていた。また、これ以上の患者負担増は「公的医療保険の意義の低下」につながることも示唆されている。全体として、2006年の改革においては、患者負担引上げ政策が転機に来ていることが読み取れる。一方、後者のミクロ的な医療費の効率的使用は、患者の一部負担を通じ、価格メカニズムをある程度働かせることによって、消費者の「選好」を医療の資源配分に反映させるという問題である。とくに疾病構造の変化により、いわゆる生活習慣病や慢性的な疾患が多数を占めるようになっているなかでは、こうした消費

者による「選択」の重要性が増大してきている。その場合，上述したように，保険給付の内容（の優先度）に応じて一部負担率を変えたり，アメニティに係る部分等については保険給付から外すといった政策をとることが考えられる。わが国においては，従来，「特定療養費」という形で，後者について混合診療が一部認められてきたが，2006年の改革では，これが「保険外併用療養費」として再編，拡大されたことが注目される。

第三に，患者負担と言っても，文字通り，out-of-pocketとして，患者の財布から直接窓口一部負担を支払う場合と，何らかの民間保険による一定のカバーがある場合とがある。日本においては，私的医療費に占める民間保険の割合がきわめて小さく，患者の直接負担の割合が高いのが特徴である。民間保険の役割については，一部負担をカバーする補完的（complementary）機能と，公的保険のパッケージ外の給付をカバーする補足的（supplementary）機能の二つを大別することができる。とくに前者の場合には，民間保険との併用による医療費増大という，いわゆるモラルハザードの悪化の問題があることが指摘されている。

3）保険給付範囲の重点化

以上のような考え方の整理を踏まえ，保険給付範囲の重点化に関して，次のような改革を提案したい。

第一に，給付範囲をある程度広く保ちつつ，一定の患者負担を求めるという政策の基本的方向性は，価格メカニズムの部分的活用によるcost-consciousness（コスト意識）涵養という観点から，今後とも基本的にはできる限り維持すべきであると考える。ただし，患者負担率のこれ以上の引上げには限界があることを踏まえれば，給付内容については，医学・医療的な必要性の観点から不断に見直すとともに，今後ある程度公的保険の給付範囲の重点化を検討していく必要がある。不要不急の給付やアメニティ関連サービス等に関しては，いわゆるde-listing（保険給付からの除外）についての議論を避けて通ることはできないだろう。諸外国の事例等を勘案すると，歯科医療費や薬剤費の

一部，室料等が当面の有力な検討対象候補になるものと思われる。その場合，de-listing のように，既得権益に切り込むため，政治化しやすいテーマについては，これをできる限り客観的な evidence に基づいて専門的な見地から冷静に議論する場が必要である。ここでは，新技術に関する有効性，経済性の評価とあわせ，公的医療保険給付の範囲を検討する（常置の）専門組織の設立を提案したい[27]。それとともに，結果的に公的保険の給付外とされた部分については，税制上の優遇措置等により，民間保険の「補足的」機能を活用，拡大する政策をとるべきであると考える。

　第二に，いわゆる混合診療については，公平性の観点のみならず，医療サービスにおける「情報の非対称性」の観点から，無制限な解禁は行うべきではないと考える[28]。この問題については，新たな「保険外併用療養費」制度の枠組みの中で，あくまでも個別の医療サービスごとの適切な医療技術評価等を踏まえ，具体的に判断していくべきであろう。一つの候補としては，薬剤費におけるジェネリック品の価格を保険給付の対象（保険外併用療養費）とし，ブランド品を利用した場合にはブランド品価格との差額を患者負担とすることが考えられる。これは一種の「参照価格制」であるが，ジェネリックの安定供給，品質管理，十分な情報提供等が担保されれば，理論的には十分成り立ちうる案であろう。一方で，いわゆるアメニティに関わる部分については，医療機関の経営戦略の一環として，より工夫と拡大の余地があるものと思われる。

補節　「混合診療解禁」問題について

　いわゆる「混合診療」については，現行制度上も明示的な定義がないため，議論がしばしば混乱するきらいがあるように思われる。ここでは，図2-5に示したような簡単な概念図を使って，「混合診療」と「保険外併用療養費」の問題を考えてみよう。

　図2-5は，左側が混合診療（保険診療との2階建て医療），右側が現行の保険外併用療養費制度をあらわしている。総合規制改革会議（規制改革・民間開放

第Ⅰ部　次世代型医療制度の提言

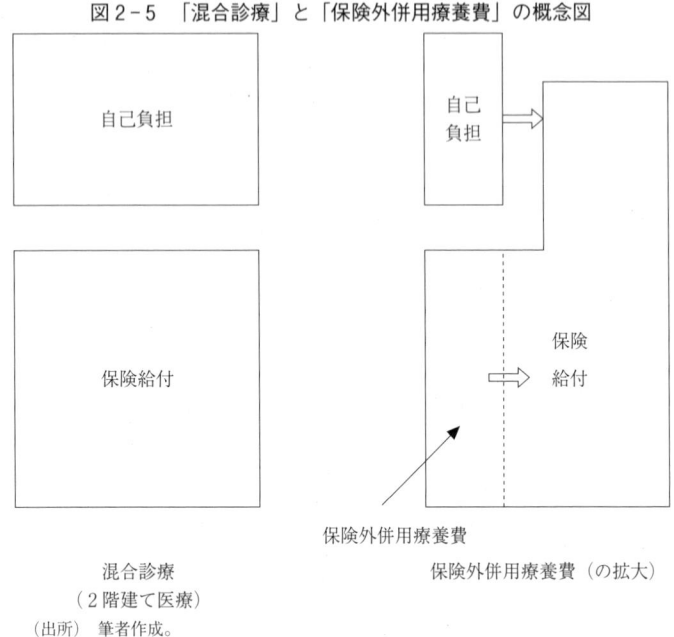

図2-5　「混合診療」と「保険外併用療養費」の概念図

|自己負担|自己負担|
|保険給付|保険給付|

保険外併用療養費

混合診療　　　　　　　　保険外併用療養費（の拡大）
（2階建て医療）

（出所）　筆者作成。

推進会議）等が究極的にはこうした左側の2階建て医療をイメージしているのに対し，厚生労働省等は，右側の保険外併用療養費の活用・拡大（図の⇒の方向）を主張している。保険外併用療養費も制度的に認められた混合診療の一形態と考えることができるので，仮に無原則にこれを拡大していったとしたら，混合診療との差違は次第に縮小していくことになるだろう。そういった意味では両者に本質的な差違はないとも考えられるが，一方，実際問題として重要なのは，その「原則」の有無である。現行制度においては，保険外併用療養費は，「評価療養」および「選定療養」の2種類であるとされている。前者は，従来の高度先進医療のみならず，その他の医療技術であっても一定の評価が行われたものであれば，その対象とすることとし，適用の拡大が図られているが，基本的に先進的な医療技術を段階的に保険に取り入れていくためのテクニックであると考えられる。これに対して，後者は，室料差額（差額ベッド）等に代表されるいわゆる「アメニティ」に関わるサービス部分である。[29]

近年の混合診療解禁をめぐる議論においては，図2-5に示したような本格的な2階建て医療を目指すのか，それとも特定療養費の拡大という従来路線で行くのか，が大きな争点となった。結論的には，当面，実質的には特定療養費の再編・拡充である保険外併用療養費制度の創設ということで決着したわけであるが，さらにこれを拡大し，最終的には本格的な混合診療の解禁を目指すべきとの意見も根強くあることに留意する必要がある。[30]

　ここで，この問題に関して若干の私見を述べておこう。多くの混合診療解禁論者が想定しているのは，図2-5に示したような一種の「2階建て」モデルであると考えられるが，これは現金給付の年金制度（および介護保険制度）には当てはまる（公私2階建てないし3階建て年金および上乗せ介護サービス）が，現物給付の医療には当てはまらないモデルであると思われる。現物給付の医療サービス本体について，どこまでを「基礎的給付」とし，それ以上は「付加的給付」とするかは，容易に定まらない問題である。また，ムリにこうした線引きをすることは，公的な医療保険制度を支える「公平性」や「平等性」といった観念を著しく損なうおそれが強い。そういった意味では，本文で提案した薬剤のジェネリック品とブランド品については，こうした線引きがある程度客観的かつ説得的に可能な分野の一つであると思われる。

　さらに，制度的に介護保険が現金給付，医療保険が現物給付という構成をとっており，一方で混合介護が容認されているのに対し，他方で混合診療が原則として認められていないのは，基本的に「情報の非対称性」の程度の相違を反映した結果である。情報の非対称性は，一般に医療の方が介護に比べはるかに大きいと考えられる。まさにこうした情報の非対称性の問題をある程度緩和し，患者の選択に資するという観点から保険外併用療養費制度が設けられているのであり，この問題を捨象して，無条件の「2階建て」モデルが直ちに実現できるかのような議論は，医療の現実を無視した暴論であると言わざるを得ない。

　筆者は，医療に関しては，航空機のサービスにおける「フライト・モデル」の適用が適切であると考えている。航空機のサービスにおいては，基本的な運輸サービス（たとえば，東京からパリへの12時間での運航）については差がない

が，座席の広さおよび快適さ，飲食の豪華さといったアメニティサービスの差によってエコノミークラスからファーストクラスに至る大きな料金の差が生じている。医療においても，これと同様に，基本的な医療サービス自体については共通としつつ，アメニティサービスについては，もっと大きな差を認めてもよいものと思われる。そして，そのことは，図2-5において，左側の混合診療モデルではなく，右側の保険外併用療養費（自己負担）の拡大によって実現すべき事柄なのである。

6　おわりに

本章においては，第1章の次世代型医療制度における医療保険のあり方に関する論述を受けて，医療サービス提供のあり方に関する改革に関して，医療提供体制ならびに患者負担および保険給付範囲の改革の方向性について検討してきた。日本の医療の現状については，たとえば，WHO（2000）のように，国際的に高い評価が与えられている一方で，経済財政諮問会議や規制改革・民間開放推進会議等においては，厳しい意見も見られる。また，近年，いわゆる「医療崩壊」論がマスコミ等で大きく取り上げられていることは，第1章で言及した通りである。

本章においては，基本的に医療崩壊論の立場も，規制改革論の立場も取っていない。前者に関しては，医療費総額や医師をはじめとする医療従事者の数さえ増やせば問題が解決するかのような「多々ますます弁ず」式の議論に対しては懐疑的な立場をとっている。むしろ，資本集約的＝労働節約的な医療サービス提供のあり方や機能分化と標準化が欠落した現在の医療提供体制のあり方を変えない限り，問題解決にはつながらないというのが，ここでの基本的なスタンスである。その一方で，医療機関経営への株式会社の参入解禁や混合診療の解禁によって日本の医療を変えていこうという後者の主張に対しても，本章は懐疑的である。むしろ，第1章との関連では，わが国の医療保険制度の基本的な問題点は，保険としての機能が希薄化，弱体化していることにあるとの認識

の下に，患者一部負担制度および保険給付範囲のあり方についての基本的な見直しを行うことを提案している。そういった意味では，本章における次世代型医療制度の提案は，これまでの通説とは異なった内容となっており，医療制度改革をめぐる論議に新たな一石を投ずるものであると信ずる。

注

(1) 2006年の医療制度改革に関しては，尾形（2006）を参照。
(2) 近年，マスコミ等で大きく取り上げられているいわゆる「医療崩壊」現象の主要な背景は，労働節約的な医療サービスの提供が限界に来ていることに求められるものと思われる。「医療崩壊」については，小松（2007）を参照。
(3) ただし，療養病床の削減（居住系サービスへの転換）については，厚生労働省が当初見込んだ水準（6年間で23万床削減）を下回るものと見込まれている。
(4) カナダと日本の医療制度の比較については，尾形（2002）を参照。
(5) WHO（2000）によれば，WHO加入191カ国のうち，日本は，全体的な健康目標の達成度合では1位，全体的な医療制度のパフォーマンスでは10位と，きわめて高い評価が与えられている。
(6) 厚生労働省（2005）。なお，日本の医療費データは，国民医療費ベースであるので，OECD Health Dataに比べ，医療費の範囲が狭く，対GDP比は低く出る傾向がある（おおむね8割程度）。仮に2025年度の国民医療費65兆円（対GDP比9.0％）を単純にこの比率で割り戻すと，対GDP比11.25％となる。これは，現在のフランス（2005年で対GDP比11.1％）に近い水準である。
(7) 医療経営人材育成事業の概要については，尾形（2007a）を参照。また，開発されたテキスト（Version 1.0）については，経済産業省のホームページ http://www.meti.go.jp/report/data/g60828aj.html および黒川・尾形監修（2006）を参照。
(8) 本来，こうした有資格者集団を統合するリーダーとして，医療法上は医師（および歯科医師）が病院の管理者や医療法人の理事長として役割を果たすことが期待されていたといえる。
(9) 以下の記述は，尾形（2005a）に基づいている。
(10) 総合規制改革会議（2002）においては，株式会社参入の問題点として，医療の強い公共性と株主への利益配当の矛盾，患者の利益が損なわれるおそれ，医療費の高騰のおそれ，米国の経験（株式会社が効率的という証拠はない），情報の非対称性の問題の5点を挙げ，これらはいずれも説得的でないと反駁している。なお，米国の経験に関しては，遠藤（1996），Cutler（2000）が参考になるが，いずれも実証研究的には，営利病院，

非営利病院のいずれかに一方的な優位性が見られるとはしていない。

⑾　たとえば，日本の医療供給の大宗を占めている医療法人は，医療法上は非営利法人とされているが，法人税法上は営利法人と同じ扱いとされており，非営利性という観点からは問題が多い。とくに，持分の定めのある社団法人が医療法人の圧倒的多数を占めている（98～99％）ことについては，配当禁止規定の「抜け道」ないしは形骸化につながる可能性が否定できず，医療法人の非営利性に対する疑問や批判を招いてきた。こうした状況は，米国も含む先進諸国の医療供給（病院経営）に占める非営利組織のウェイトの大きさとは著しい対照をなしている。営利企業の参入は，これをさらに弱める効果をもつことになろう。2006 年改革で導入された「社会医療法人」や「出資額限度法人」は，医療法人の非営利性を強化する方向での改革であるが，後者については既存の医療法人については，経過措置として，当分の間適用されないという尻抜けの規定になっている。

⑿　理論的には，情報の非対称性問題については，非営利組織の方がよりよい対応を示すと考えられているが，米国の介護サービスについての実証研究では，このことは必ずしも支持されていない。この点についても Cutler（2000）を参照。

⒀　医療機関ないしは医療法人のガバナンスの問題については，実証的な研究の蓄積が必要であると思われるが，これまでのところ，そうした研究はきわめて限られている。一つの研究例として，尾形・高木・左座（2004）を参照。

⒁　こうした体制について，ある意味ではもっとも根本的な問い直しを試みたのが，1987 年の国保制度改革の議論のプロセスで出された，いわゆる「福祉医療制度」の創設提案であった。

⒂　2006 年の医療制度改革で導入された「後期高齢者医療制度」における「支援金」は，制度設計上もっとも問題がある仕組みであると考えられる。この点についてくわしくは，尾形（2005b）を参照。

⒃　ただし，市町村国保の保険料収納率は，長期的な低落が続いた後，平成 17，18，19 年度の 3 年間連続して上昇している。

⒄　No user charges の原則とならんで，No extra billing も規定されている。つまり，患者一部負担も混合診療による追加的な患者負担も認められていない。くわしくは，Health Canada（http://www.hc-sc.gc.ca/hcs-sss/medi-assur/index_e.html）を参照。

⒅　同上。なお，カナダの医療政策上の基本原則としては，Public administration, Comprehensiveness, Universality, Portability, Accessibility の五つが掲げられている。

⒆　OECD（1995），p.49。なお，Manning and Marquis（1996）は，モラルハザードを前提とした実証分析において，最適な患者自己負担率を 45％と推計している。

⒇　以下の記述は，尾形（2007b）に基づいている。

㉑　1997 年の「抜本改革」論議においては，大病院の外来患者について 5 割負担とする

案が当時の厚生省から提案されている（厚生省，1997）。

⑵ 2006年医療制度改革においても，財務省サイド等からは，保険免責制の導入が提案されたが，それはもっぱらその財政効果の大きさに着目したものであったといえる。厚生労働省（2005）における財政試算では，2025年度における保険免責制の財政効果は，外来受診1回当たり500円の場合2.3兆円，1,000円の場合4.0兆円の給付費削減効果があるものと試算されている。

⑵ 厚生労働省（2005）によれば，「医療費の適正化には，中長期的方策と，<u>公的保険給付の内容・範囲の見直し</u>，診療報酬改定等により，<u>公的医療保険給付の伸びを直接的に抑制する短期的な方策がある</u>。……また，<u>医療費の適正化を短期的方策のみにより行うこととすれば，将来，過度の患者負担増による公的医療保険の意義の低下</u>や，医療機関の経営悪化による医療確保への不安を招くおそれもある」とされている（下線は筆者）。

⑵ たとえば，フランスにおいては，薬剤に係る一部負担率は，その優先度に応じて，0％から65％の間に設定されている。

⑵ OECD（2004）を参照。なお，同書では，全体を①民間保険主役型，②公的保険主役（民間保険代替）型に二分し，②については，この他，公的医療保険制度との重複的機能を挙げている。

⑵ Folland et al.（2006）第7章を参照。

⑵ こうした医療技術等に関する評価専門機関の各国における状況については，OECD（2005）を参照。

⑵ 補節を参照。

⑵ 実際には，近年，こうした伝統的2分法では説明が困難な事例（多くは，医療機関の機能分化等一定の政策目標を達成するための手段）が出てきている。筆者は，基本的に，保険外併用療養費制度についての考え方の再整理が必要であると考えている。

⑶ とくに混合診療禁止に関する最近の地裁の判決（東京地裁2007年11月7日）をめぐって，これは混合診療解禁を促したものととらえる向きがあるが，それは適切ではない。同判決は，現行健康保険法上，混合診療を禁止した明文規定がないことを問題にしているのであって，混合診療解禁の是非を論じているわけではない。

参考文献

遠藤久夫，1996，「営利法人の病院経営のパフォーマンスに関する一考察」，『医療経済研究』，Vol. 3.

尾形裕也，2002，「日本とカナダの医療保険制度改革：共通の課題と多様性」，『海外社会保障研究』No. 139.

尾形裕也，2005a，「日本における医療の規制改革と市場化の動向」，『季刊ナースアイ』，Vol. 18 No. 3.

尾形裕也，2005b，「保険者機能と世代間利害調整」，田近栄治・佐藤主光編著，『医療と介護の世代間格差』（第 11 章所収），東洋経済新報社．

尾形裕也，2006，「2006 年医療制度改革及び 2005 年介護保険制度改革」，医業・会計システム研究会編著，『病医院の経営・会計・税務』，TKC 出版．

尾形裕也，2007a，「経済産業省・医療経営人材育成事業の展開について」，社団法人日本医業経営コンサルタント協会，『MMRC』，Vo. 18 No. 2．

尾形裕也，2007b，「医療費の財源問題に関する考察」，『病院』Vol. 66 No. 7．

尾形裕也，2008，「医療制度改革と看護への期待」，『日本看護科学学会誌』28 巻 1 号．

尾形裕也・高木安雄・左座武彦，2004，「医療機関のガバナンスに関する調査研究」，『医療と社会』，Vol. 14 No. 2．

黒川清・尾形裕也監修，KPMG ヘルスケアジャパン編集，2006，『医療経営の基本と実務：上巻（戦略編），下巻（管理編）』，日経メディカル開発．

厚生省，1997，『21 世紀の医療保険制度（厚生省案）』．

厚生労働省，2005，『医療制度構造改革試案』．

小松秀樹，2007，『医療の限界』新潮社．

総合規制改革会議，2002，『中間とりまとめ──経済活性化のために重点的に推進すべき規制改革（平成 14 年 7 月 23 日）』．

中央社会保険医療協議会，2008，『平成 20 年度診療報酬改定における主要改定項目について（案）』，中医協総会提出資料．

日本学術会議，2007，『対外報告　医師の偏在問題の根底にあるもの　提言：量から質の医療への転換による克服』，日本学術会議臨床医学委員会医療制度分科会．

Cutler, D., ed., 2000, *The Changing Hospital Industry, Comparing Not-for-Profit and For-Profit Institutions*, NBER, Chicago.

Folland, S., Goodman, A. and Stano, M., 2006, *The Economics of Health and Health Care*, fifth edition, Pearson Prentice-Hall.

Manning, Willard G. and M. Susan Marquis, 1996, Health Insurance: The Tradeoff Between Risk Pooling and Moral Hazard, *Journal of Health Economics*, 15, pp. 609-639.

OECD, 1995, *Internal Markets in the Making Health Systems in Canada, Iceland and the United Kingdom*, OECD, Paris.

OECD, 2001, *OECD Economic Surveys : Japan 2001*, OECD, Paris.

OECD, 2004, *Private Health Insurance in OECD Countries*, OECD, Paris.

OECD, 2005, *Health Technologies and Decision Making*, OECD, Paris.

WHO, 2000, *World Health Report 2000*, WHO, Geneva.

第Ⅱ部

次世代型医療制度をささえる仕組み

第3章
各国医療保険制度
―― 保険者改革への含意 ――

1 はじめに

　社会の高齢化，国・地方の財政悪化などわが国の医療制度を取り巻く環境は厳しさを増している。「医療格差」と呼ばれる医師や診療科の偏在・不足を解消すべく医療費の引き上げを求める向きもある。わが国の国民医療費や医師数が他の OECD 諸国に比べて低いことも増額の余地のある根拠に挙げられることが多い。しかし，その費用対効果（すなわち改善の効果がコスト増に見合うか否かどうか）は不明である。医療ニーズに即するような医療資源配分を促すシステムがないからだ。将来的に高い経済成長も見込めないなか，国民・経済に過度な負担を課すことなく，医療サービスの充実を予算の量的拡充のみで対処するのは難しい。むしろ，限られた資源を最大限有効活用する「選択と集中」が不可欠といえる。そのためにも実証（エビデンス）や理論（ロジック）に基づいた医療制度の再構築が不可欠なのである。しかし，翻ってみるにわが国の医療制度の運営・改革は従来，理念先行型であった。たとえば，社会保険における連帯・相互扶助の原則は（検証されることなく）競争原理に相容れないものとみなしてきた。職業倫理を強調するあまりに医師等の誘因付けの視点もなかった。2006 年医療制度改革では，①「中長期的な医療費適正化」へ向けた生活習慣病予防の徹底，②「高齢者世代と現役世代の負担を明確化し，公平で分かりやすい制度」とすべく 75 歳以上の後期高齢者を対象に高齢者医療制度（「後期高齢者医療制度」）の創設，③市町村国保の「各市町村における高額医療

費の発生リスクを都道府県単位で分散」させるなど都道府県単位で「保険者の再編・統合」を進めていくことが謳われている。こうした取り組みにより「国民皆保険を堅持し，医療制度を将来にわたって持続可能なものにし」，「効率的で安心かつ質の高い医療サービスの提供を促進」できるとしているが，その効果のほどは定かではない。健康増進や在院日数の縮小による医療費の適正化（2025年度まで7.7兆円のコスト減）も「捕らぬ狸の皮算用」の感もある。

　医療制度改革の試みはわが国に限ったことではない。欧州諸国も長らく医療費の抑制や医療提供の効率化の課題に取り組んできており，彼らの経験から学ぶべきところは数多い。本章では現地調査や収集した文献・資料をベースに欧州4カ国（スイス，オランダ，ドイツ，フランス）の医療制度改革の取り組みを紹介，その特徴を整理したうえで，わが国への適用可能性について考えていく。いずれもわが国同様，社会保障制度の中で公的医療を提供してきた国々である。市場原理による供給が主たる米国とは異なる。これら国々では医療制度改革では公的医療制度への競争原理の導入，あるいは民間医療保険による補完・補足が図られてきた。ただし，社会連帯は堅持しており，医療の完全市場化・自由放任とは異なる。具体的な取り組みはさまざまであるが，いずれも(i)国民皆保険を実現することで基礎的医療の普遍給付を確保，(ii)低所得者をターゲットにした保険料補助を実施，(iii)公的医療保険制度の運営を労使関係から切り離して専門集団による健康リスク・医療資源の管理に特化させるなど共通点も見受けられる。

　以下は次のように構成される。第2節では公的医療制度のタイプの多様性について述べた後，欧州4カ国の医療制度の概要を説明する。1990年代以降の強制（基礎）医療保険に関わる各国の医療制度改革の特徴は第3節でもって紹介する。社会保険制度への競争原理（保険者間競争）の適用，民間保険者による基礎的保険の提供，職域・労使関係からの保険者の分離などを含む。診療報酬制度を含む医療提供体制の特徴，改革については第4節で説明する。第5節ではこれらの国々における補足・補完型医療保険の役割について述べる。民間保険の拡充といえば，公的保険給付の縮小，医療格差の助長を懸念する意見も

あるが，フランスのCMUなど民間医療保険を活用しつつ低所得者を支援する手段もあることが強調される。社会連帯・再分配機能を確保するような制度設計のあり方については第6節で述べる。両機能の分離，連帯・再分配の新たな政策手段としての保険者間の財政調整（リスク構造調整）や低所得者への対人給付（保険料補助）を説明する。第7節は「管理競争」等，わが国における欧州型医療制度改革の可能性について考察する。

2　公的医療制度のタイプ

　一口に公的医療制度といっても，そのタイプはさまざまである。OECD (2004) は同制度を①医療保険の公的提供でもって国民皆保険を実現したタイプ，②被用者，中低所得者等特定の人口層に対してのみ公的な基礎保険を提供，その他の人口層には民間医療保険か無保険の選択肢を与えるタイプ，および③全国民に民間医療保険から基礎保険の購入を強制することにより皆保険を確保するタイプに分類している。OECD諸国のうち第1のグループにはノルウェー，地中海および東欧諸国，カナダ，オーストラリア，ニュージーランド，韓国，日本が含まれる。ドイツ，米国は第2のグループに入り，スイスと06年以降のオランダが第3グループの典型例となる（2006年以前，オランダは第2のタイプであった）。ドイツでは高所得者や自営業者に公的医療保険の加入義務がなく，米国の場合，公的医療保険のメディケアは高齢者，メディケイドは低所得者に各々対象を限定している。カバーする人口の割合に加えて，医療費の財源や医療機関等医療提供体制のあり方も国によって異なる。

　尾形裕也（2003）は公的医療の適用人口，財源調達方式（税，社会保険料，民間保険料），医療サービスの供給方式，政府の関与の程度を軸に主要国の医療制度を計画・統制システムから市場システムの間に位置づけている（図3-1）。この座標軸上，国民皆保険・税方式・国営による医療提供による英国のNHSが最左翼に，一方，無保険者が4,580万人と人口の15.7％（2004年）に上り，民間保険，営利を含む民間医療機関を中心とした米国がその対極にある。国民

第Ⅱ部　次世代型医療制度をささえる仕組み

図3-1　医療制度の国際比較

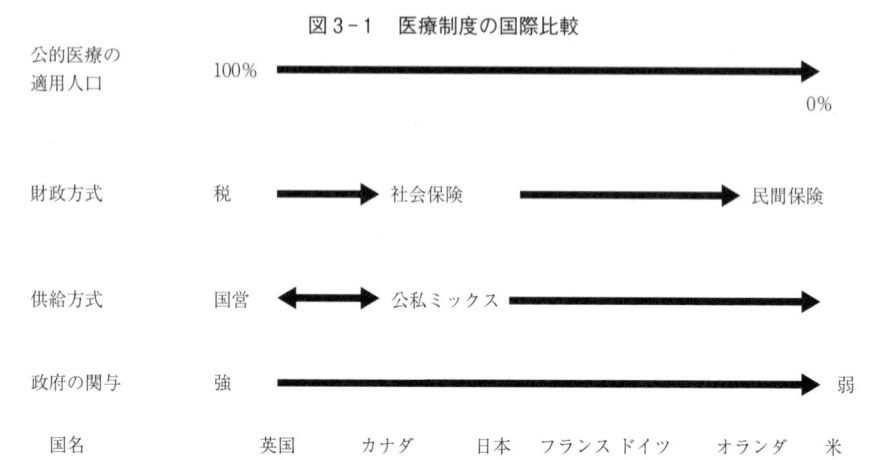

公的医療の適用人口	100% ────────────────────────→ 0%
財政方式	税 ──→ 社会保険 ──────→ 民間保険
供給方式	国営 ←──→ 公私ミックス ─────────→
政府の関与	強 ──────────────────────→ 弱
国名	英国　　カナダ　　日本　フランス ドイツ　オランダ　米

(出所) 尾形裕也 (2003)「社会保障医療制度の国際比較 (収斂と発散)——ISSA Initiative における研究動向を踏まえて」『海外社会保障研究』145号, 7頁を一部修正。

皆保険, 社会保険料方式ながら税金の投入割合が高く, 医療提供は公共と民間が混在しているわが国はカナダ (国民皆保険, 税方式, 公私双方による医療提供) とフランス (日本よりも民間医療保険が充実) の間と考えられる。

1) 公的医療保険の機能

公的医療保険の機能は一意ではない。①疾病時の医療費リスクをヘッジする保険機能のほか, ②所得・リスク階層間の社会連帯・相互扶助の機能がある。財源調達方式もそのいずれを重視するかで異なってくる。社会連帯ならば医療保険には再分配をともなうような所得依存型の保険料, もしくは税金 (公費) の投入が要請される。保険機能というならば, 保険料は(i)加入者単位で受益と負担が対応するよう健康リスクを反映する (「保険数理的」に公平) か, (ii)所得階層間で再分配のない定額保険料であって良い。税方式のNHS (英国) は社会連帯を, 定額保険料を保険給付の原資とするスイスの医療保険制度は保険機能をそれぞれ強調した結果といえる。ただし, 後者に社会連帯が欠如しているわけではない。スイスでは保険者レベルで保険機能に純化しつつ, 政府が低所得者や医療機関に対して (保険者を介することなく) 直接補助を行うことで再分

配を実現している。わが国の医療制度はリスク分担と連帯の原則が混在してきた。このため，医療給付費が増えても低所得者への配慮から一律な保険料の引き上げは困難となる。公費の投入を含めて誰が多くを負担するかに議論と時間が費やされる。その一方で，いわゆるワーキング・プアをはじめ，保険に未加入あるいは保険料が未納の者は保険の原則（保険料の対価としての給付）により，疾病時も十分な治療を受けることができず，生活の更なる困窮化を招いている。両原則はしばしば相反し，医療費の財源確保や低所得者支援のための改革を遅滞させてきた。

2）保険の提供主体

　欧州 4 カ国では伝統的に疾病金庫が基礎保険の主たる提供を担ってきた。この疾病金庫は所有・運営形態は民間であるが非営利となっており，わが国の組合健保に相当する。フランスでは人口の 100％が疾病金庫でカバーされている。被用者保険である一般制度が人口の 8 割をカバーするが，農業者，自営業者向けの制度もある。ドイツの場合，疾病金庫の数は 240 あまりに上り，人口の 9 割が疾病金庫から基礎的保険給付を受けている。残りの 1 割は民間医療保険でカバーしている。スイスは制度的には基礎的（強制）保険の担い手は疾病金庫ながら運営の実態は民間保険と統合されており，人口の 100％が民間保険から購入することになる。オランダは 2006 年以降，民間保険が基礎保険の提供主体であり，国民には加入義務が課せられる。

　医療保険の提供については民間保険も重要な役割を果たしうる。とくに公的保険の給付範囲が包括的でないとき，あるいは自己負担が高いとき，民間医療保険への加入は医療へのアクセスを高めるものと思われる。もっとも公的医療保険と民間保険の関係もさまざまである。OECD（2004）は民間医療保険を①代替型，②補完型，および③補足型に分類している。このうち，代替型は原則，公的保険と同じ基礎医療をカバーするもので，疾病金庫等公的医療保険に加入していない個人が（通常任意で）購入する。補完型は公的保険の自己負担部分（わが国でいえば 3 割）を対象とする。最後に補足型は（国によっては）選択的

医療，歯科医療，薬剤，リハビリ，代替医療やアメニティサービス（差額ベッド等）など公的保険が適用されない医療サービス向けの保険である。OECD諸国の中ではフランスと米国のみが一定規模の補完型保険市場を持つ。逆にスイスでは患者負担部分への保険提供は禁止されている。民間医療保険の利用が患者の過剰受診を助長して公的保険給付のコストを押し上げるリスクがあるからだ。カナダの補足型民間医療保険は公的保険給付に含まれない外来患者の薬代の大部分をカバーしている（OECD, 2004）。オランダやスイスでは補足型保険が（公的）基礎保険とパッケージになって同一または同グループの保険者によって提供される。

3）国民皆保険と公的給付範囲

1961年に国民皆保険を実現したわが国とは異なり，欧州4カ国で強制保険が全ての人口に適用されたのはごく最近のことである。スイスは1996年連邦医療保険法（LAMal）により全国民に基礎保険への加入を義務化した。ドイツにおいて強制保険の対象となるのは所得が一定水準の被用者・年金生活者などであり，自営業者，官吏，および高所得者は公的医療保険者である疾病金庫か民間医療保険に任意で加入している。任意加入を含め国民のほとんどが公的ないし民間の医療保険に入っているものの生活保護者等で約0.2％の無保険者が存在してきた。生活保護者は非就労者のため法律上公的保険加入の義務者ではなかったためであるが，2006年から疾病金庫への加入を義務化している。オランダでも2006年改革以前，高所得者は強制保険の対象から外されていた（ドイツとは違い疾病金庫への任意加入も認められていない）。一定所得以下の年金受給者や自営業者に加入義務が課されたのも2000年になってからである。2006年の改革によって国民に基礎保険の購入が義務づけられた。フランスでは2000年の普遍的疾病給付法（CMU）が国内居住者で（伝統的職域保険に属さない）無職等低所得者を一般制度に受け入れることで皆保険達成を達成した。

公的給付の範囲については基本的に二つのアプローチがある。①日本やフランスのように給付範囲を比較的広く取りつつ，患者の自己負担を高くする，あ

るいは②オランダ，ドイツのように給付範囲を制限するが，法定給付については患者の自己負担を低く抑えることである。わが国では患者の窓口負担が3割（70歳以上は1～2割）となる一方，ドイツでは疾病金庫加入の患者負担（GPへの支払い）は外来診療で同一疾病あたり四半期毎に10ユーロの診察料，入院で1日10ユーロ（28日を上限）に留まる。ただし，OECD統計でみる医療費に占める日本の自己負担の比率は17％，ドイツは13.2％と制度ほど差は顕著ではない。わが国の（患者負担の上限を定めた）高額療養費制度のほか，両国間での法定給付範囲の違いが統計に現れている。たとえば，わが国と異なりドイツの歯科医療給付は費用の50％に限られる。日本では公的給付となる風邪薬などでドイツでは対象にならない医薬品もある（ただし，入院時の家事補助など，わが国では保険の対象にならないが，ドイツの公的保険でカバーされるサービスもある）。フランスの自己負担は内科医30％，看護師サービス25％，マッサージや運動療法費用40％，薬代が平均35％，全体的に3割から4割と高い。しかし，OECD統計上の自己負担比率は7.2％に過ぎない。これは患者負担部分に民間の補完保険が適用できることによる。

いずれの国においても保険診療と保険外診療の併用が問題視されることはない。つまり，わが国でいう「混合診療」はとくに禁止されているわけではなく，公的保険外のサービスを民間の補足保険でカバーしつつ，基礎保険の給付を享受することは制度的に可能になっている。

以下では欧州の4カ国（スイス，オランダ，ドイツ，フランス）の医療制度を概観していく（マクロ指標の比較は表3-2参照）。

4）スイス

スイスは4言語を公用語とし26の州と人口750万人からなる連邦国家である。医療費の対GDP比は11.5％で，OECD加盟国中，米国に次ぐ高さとなっている。連邦制のため州（canton）の権限・自立性が非常に強く，医療制度においても医療機関への診療報酬や病院投資等医療計画が州単位で決められる。後の詳述する保険者間の財政調整も州ごとに実施されるなど，いわば26の医

療制度が分立した状態にある。

　医療保険は元々労組等を基盤として発展してきた。1996年の連邦医療保険法（LAMal）において，初めて基礎保険の購入が全国民に強制化された。その給付範囲は全国一律に決められる。病気治療，事故，出産，歯科，眼科等，原則として包括的に給付するが，効果に疑問があるものについては順次，保険から外していくネガティブリスト方式をとる。一方，薬剤，予防医療（ワクチン等），代替医療などはポジティブリスト方式に従う。わが国の公的医療保険とは異なり，強制保険への加入は個人単位であるため，被用者の扶養家族も個別に保険に入らなくてはならない。強制保険の保険料は定額であり，雇用主負担もない。この定額保険料は保険者ごとに異なるものの，同じ州内の同一保険者による同一な保険給付プランの保険料率は均一であることが求められる。つまり，年齢や過去の疾病に応じた差別化は禁止される。こうした規制の一方で被保険者は半年に1回，居住する州内で基礎保険をカバーする保険者を変更できるなど，保険者間競争を促す仕組みになっている。

　基礎保険には非営利義務が課せられる。民間医療保険の参入も認められているものの，これまで実績はなく国内で80ほどある非営利の疾病金庫が提供を担ってきた。疾病金庫が基礎保険を，営利の民間医療保険会社が補足保険を提供するという形式上「棲み分け」ができている。しかし，疾病金庫と民間保険はコングロマリットを形成，一体的に経営を行っているのが実態である。スイス国内の疾病金庫・民間医療保険の総数は93あまりだが，同じコングロマリットの傘下にある保険者も多く，独立した保険者グループでは73ほどになる。実質的には同一の保険会社が基礎保険と補足保険を合わせて販売していることになる。被保険者はこれらを一つの保険プランとして購入，保険料（基礎保険の定額保険料と補足保険の保険料の合計）を支払うため，基礎保険と補足保険が意識的に区別されているわけでもないという。補足保険は個室等入院環境のアップグレードや医師の選択権，代替医療等，基礎保険の対象にならない医療サービスを保障するが，具体的な内容は保険プランに拠る。ただし，自己負担分をカバーする補完型の保険提供は禁止されている。

5）オランダ

　オランダの医療制度は①1年以上の入院，介護等をカバーする特別医療費補償制度（AWBZ），②急性疾患，1年以内の入院，外来等をカバーする強制健康保険制度（CTZ），および③補足的保険の3層構造からなる。このうち，AWBZ は疾病以外に介護保険の機能を併せ持った全国民に対する強制保険であり，医療費の約44％（2000年）を占めてきた。わが国の介護保険制度との顕著な相違は「個別ケア予算」という形での現金給付が認められていることにある。この制度は1996年に導入され，AWBZ 対象者は希望すれば，当局が契約した事業者からの現物給付に代えて，在宅介護・支援向けの予算（現金給付）を受け取り，介護者への支払いに充当する。補足保険は21歳以上の歯科，高度先進医療，代替医療など，強制医療（第1層・第2層）でカバーされない健康リスクを対象とする。医療費のシェアは3％（2000年）に留まるが，人口の9割が何らかの補足保険プランを購入している。

　第2層の強制保険は GP 受診，専門医治療，1年以内入院，歯科（20歳以下），精神病，薬剤，出産，理学療法，保健指導，医療器具等をカバーする。2007年からは AWBZ（第1層）にあった1年以下（かつ治癒可能）精神疾患を医療保険に移行した。その財源は①所得依存型の社会保険料と②定額保険料で賄われる。前者は医療保険基金に支払われ，保険者間のリスク構造調整（第5節参照）の原資となる。所得依存型保険料の料率は被用者で6.5％，雇用主が当該保険料負担を補償する（賃金に上乗せする）義務を負うため，実質的には雇用者拠出となっている。自営業者や年金生活者には雇用主負担はないが，保険料率は4.4％に軽減される。保険料の上限は被用者，自営業者とも年間30,015ユーロである。定額保険料は被保険者が加入する保険者に直接支払うもので平均は1,150ユーロ（2007年）に等しい。この保険料はスイス同様，同一保険者同一保険プランであれば均一とされる。

　オランダの短期医療保険（第2層）では伝統的に疾病金庫と民間医療保険が並存してきた。所得が一定以下の被用者が疾病金庫への加入義務を負い，自営業者，年金生活者，および高所得者は「代替型」民間医療保険へ任意加入する

仕組みである。2000年からは低所得の自営業者や年金受給者にも加入義務が課せられるなど疾病金庫の対象者を拡大, 2006年改革で高額所得者の保険加入も義務化することで制度的に国民皆保険が達成された（もっとも改革以前時点ですでに無保険者はほとんど皆無であったため, 保険がカバーする人口シェアが増えたわけではない）。

2006年改革の顕著な特徴は疾病金庫と民間保険会社の統合にある。急性疾患・短期の入院等に係わる医療保険（第2層）は民間保険会社によって提供されることになった。医療保険会社は基礎保険に加えて補足的保険を提供する。営利も認められており保険者は株主に対して配当を払う（利益処分する）ことができる。オランダでは1992年以降, 被保険者による疾病金庫の選択が認められていた。民間保険との統合後も被保険者は保険者選択できるが, いずれかの保険プランの購入が義務付けられている。

6）ドイツ

ドイツの医療保険制度の特徴は疾病金庫と代替型民間医療保険の並立にある（表3-1）。疾病金庫への加入義務が生じるのは所得が一定以下（月額3,975ユーロ以下）の被用者等で, 自営業者と官吏および高所得者（3年連続で基準所得水準を超過）には加入義務がなく, 疾病金庫か民間医療保険を任意で選択できる。疾病金庫の種類としては地域保険（地区疾病金庫）, 職域保険（企業疾病金庫, 同業者疾病金庫, 農業疾病金庫, 海員疾病金庫等）および代替保険（労働者・職員代替金庫）があり, 人口の87％が加入, 民間保険会社から基礎保険を購入する個人の割合は10％ほどである。民間医療保険は代替保険と合わせて補足型保険を提供, 疾病金庫の加入者などが購入している。2006年の医療費総額は2,400億ユーロとなるが, このうち疾病金庫が57％を支出, 9％が補足保険を含む民間医療保険, 8％が介護関連支出, 14％が民間支出（自己負担込み）となっている。加入者人口・医療支出とも疾病金庫のシェアが大きい。

強制保険では外来・入院治療のほか, 検診など健康増進・予防や在宅介護がカバーされる。2007年4月からは法定給付範囲の中から疾病金庫が選択的に

表3-1　ドイツの疾病金庫と民間医療保険の比較

基礎的保険	財政方式	加入単位	加入受入義務
疾病金庫	賦課方式	扶養家族	あり
民間代替型保険	積立方式	個人	なし（2009年から義務化）

(出所)　筆者作成。

提供することも可能（ポジティブ・リスト）になった。追加給付としては(1)家事援助（被保険者の入院時），(2)交通費等がある。疾病金庫が民間保険会社と提携して補足的保険提供，差額ベッド，医師選択のため現金給付するケースもある。追加（独自）給付は疾病金庫ごとに異なることはあっても，補足型保険とは異なり被保険者単位で選択されるものではない。

　疾病金庫の数は一つの州に50〜80ほど連邦全体で約240となる。スイス・オランダ同様，公的医療保険にも競争原理が導入されてきている。1996年から被保険者は年1回（1月1日），疾病金庫を選択できるようになり，2002年以降は8週間前の解約予告期間のほか変更日時への制約はない。被保険者は賃金・年金所得に比例した保険料を加入する疾病金庫に対して支払う。保険料率は全疾病金庫でみて平均13.9％で，被用者の場合，労使間で折半となる。生活保護世帯や失業者も加入義務があるが，前者の保険料は自治体が負担，後者については失業手当に応じた保険料を連邦雇用庁が負担する。保険料には限度額があり算定上の上限所得は月額3,562.5ユーロである。わが国同様，疾病金庫への加入は家族単位で扶養家族（配偶者，子供）もカバーされる（扶養家族は保険料免除される）。一方，民間保険は個人単位での加入であり，保険料は被保険者の健康リスクを織り込んで決まってくる。

　疾病金庫がリスク間・所得間・世代間の連帯を原則とするのに対し，民間医療保険は保険機能を原則とする。こうした原理・原則の違いは財政運営の方式にも反映されている。すなわち，疾病金庫の財政運営は賦課方式だが，民間医療保険は被保険者の高齢期医療費に備えた老齢準備金を持つ積立方式となる。賦課方式のため疾病金庫内では若年加入者から高齢加入者への（世代間）再分配がともなうが，積立方式の民間保険は原則，世代間の扶助はない（健康リス

クに加え,民間医療保険への加入年齢が高くなるほど,この老齢準備金が不足することも加入時の保険料が高まる要因となる)。ただし,この準備金は加入者個人に帰属するものではないため,後年,他の保険者に移っても積立金への拠出相当額の返還を要求することはできない。また,疾病金庫は自己負担を除き,診療報酬を医療機関に直接払う「現物給付」の形態をとるのに対して,民間医療保険は「償還払い」(患者が一旦医療費を全額支払い,後日保険者に給付を要求)を原則とする違いもある。保険者間のリスク構造調整(第5節参照)も疾病金庫の間に限られ,民間医療保険との間で直接的な財政調整はない。

7) フランス

　フランスの強制(基礎)保険は1946年に始まり,以来,病院支出・開業医支出等,医療費の約75％を賄ってきた。1960年代に補足・補完型医療保険がスタートしてからは大多数の国民が強制医療保険と併せてこの医療保険に加入しており,現在,全国民の95％が両方の保険でカバーされている。患者負担は30〜40％と高めであるが,これをカバーする補完保険があるため疾病時の被保険者の実質的な負担は極めて少ない。内科医に受診した際の医療費で70％が給付され,外科手術・がん等30種類の重大な疾患の治療費は100％給付されるなど強制保険の給付範囲も広い。また,補完保険を加えれば,薬剤等の自己負担が多い医療サービスもほとんど負担なく利用できる。このためフランス国民には「基本的に治療費は全額医療保険で出るもの」という既成概念があるともいわれる。公的医療保険制度は被用者保険金庫,自営業者保険金庫,農業保険金庫,国鉄保険金庫等,職域・職群をベースにしてきた。わが国の市町村国保のような地域保険はない。職業に応じた強制加入で退職後も継続して加入する。自営業者制度,農業制度を除くと被保険者は保険者を選択できない。このうち,一般制度とも呼ばれる被用者保険金庫は従来,商工部門の賃金労働者を対象としてきたが,2000年のCMU法の施行の際,国内居住者で他の疾病金庫に加入資格・義務のない者を加入させたことから,同制度の中に被用者以外の被保険者も混在するようになった。国民の8割がこの一般金庫から公的

医療保険の給付を受けている。

　フランスの医療制度の特徴としては第一に「償還払い方式」を原則としていることが挙げられる。もっとも疾病金庫と医療従事者との間での協約による「第三者払い」(現物給付) が外来部門を含めて広がりつつある (笠木, 2006-2007)。第二に公的医療費に係わる自己負担分をカバーする補完保険が認められている。ただし, 2004 年改革で外来受診 1 回につき 1 ユーロの定額負担が導入され, この負担については補足保険制度からの償還も認めないとしている。第三に医療費のうち 20％から 25％が公費によって賄われる (フランス保健・青年・スポーツ省談)。フランスの疾病金庫は伝統的に労使等当事者によって組織され財源調達を含め自律的に運営されてきた。しかし, 1997 年以降, 一般社会税が医療支出に充てられるようになってから財源の「租税代替化」が進んでいる。保険料率 (労働者拠出分) は 1997 年以前 6.8％だったが 1998 年以降は 0.75％まで低下した。この一般社会税は福祉目的税として 1991 年に導入され, 当初は家族手当に対する財源であった。課税標準には賃金等稼得所得, 年金等代替所得, 資産所得を含む。公費の投入で財源の負担が労使から納税者一般にシフトすることで疾病金庫の財政的自律性は後退, 後に詳述するように国の影響力が強まっていった。これに関連して, 第四にフランスは他の 3 国とは異なり, 1990 年代以降も競争原理ではなく国の管理・統制を強化することで医療費の抑制を図ってきた。疾病金庫や共済等が分立するなか, 長らく利害当事者間の調整のための有効な法的手段に欠いていたが, 1995 年の「ジュペ・プラン」では社会保障財政法を制定, 医療保険支出全国目標 (ONDAM) を定め, 外来, 病院等分野ごとに目標額を割当て医療費総額のコントロールを図った。この政策は開業医らの反対で実効性を持たなかったが, 2004 年改革では疾病金庫の組織 (ガバナンス) 改革に着手, 労使代表の役割を減じる一方, 大臣任命の事務局長の権限強化を行っている。

　最後に本節をまとめると表 3-2 のように示される。

表 3-2 国際比較

	人口(千人)	65歳以上比率(%)	医療費総額(百万米ドル)	対GDP(%)	公的負担(百万米ドル)	%	自己負担(百万米ドル)	%	民間保険(百万米ドル)	%	在院日数
フランス	60,873	16.4	238,689	11.1	190,560	79.8	16,457	7.2	29,854	12.5	5.4
ドイツ	82,466	19.2	299,196	10.7	230,048	76.9	39,260	13.2	27,529	9.2	8.6
オランダ	16,320	**13.8	*55,763	*9.2	***24,314	***62.5	4,499	7.8	11,356	*19.0	6.8
スイス	7,437	*16.2	42,345	11.6	25,274	59.7	12,930	31.8	3,740	8.8	8.5
日本	127,757	20	*370,423	*8.0	*302,751	*81.7	*64,207	17.3	*1,290	*0.3	19.8

(注) *2004年, **2003年, ***2002年のデータ。
(出所) OECD Health Data 2007.

3 医療制度改革

1) 医療制度改革へのアプローチ

医療制度改革には①連帯・相互扶助など社会保険の原則自体(政策目的)の変更を迫るものと,②原則(政策目的)は堅持する一方,それを充当する政策手段を見直すものがある。民営化・自由化は前者にあたる。これに対して欧州における改革は概ね後者であり,社会保険の枠内で医療資源の効率化・医療費の適正化を図ってきた。その具体的なアプローチはさらに①規制・強制と②誘導・誘因づけに大別される(表3-3参照)。病床規制,病院投資規制などは前者の例となる。一般医によるゲートキーパー機能(参照医制度)は患者の病院へのアクセスに対する規制である。1980年代,欧州諸国における主たる医療費抑制策は総額予算管理を含む管理・規制だった。そのメリットは効果の確実性にある。一定の予算枠を掛けてしまえば,原則,医療費がそれを超えることはない。ただし,医療資源がニーズに即して配分されるとは限らない。必要な分野に十分な予算の手当てが付かず,待機リストが増えかねない。わが国でも医療給付費の水準を国民経済の「身の丈」に合わせるべく,「高齢化修正GDP」等などマクロ管理指標を支持する主張がある。しかし,一律な医療給付費の抑制は地方圏における医師不足や小児科・産科等の医療格差を一層深刻にしかねない。そもそも管理を徹底するには政府は保険者・医療機関を統制で

第3章　各国医療保険制度

表3-3　改革へのアプローチ

	誘導	統制
患者選択	例：自己負担引き上げ	例：参照医（ゲートキーパー）制度
医療提供体制	例：診療報酬の包括化	例：医療計画・総予算枠制
医療保険	例：　競争促進 　　　マネジド・ケア	例：保険者の一元化・管理強化

（出所）　筆者作成。

きてなくてはならない。たとえば，フランスでは伝統的に保険者の自律性が高く，政府のコントロールが十分に及んでいなかった。政府のコミットメントが欠けている（あるいは政治的圧力に屈しやすい）ならば，マクロ予算管理もなし崩し的に不足を補填するよう引き上げられることになる。一方，強制とは異なり，誘導・誘因付けは患者・医療機関等に（政府が望ましいと考える）所定の行動を促す。自己負担の引き上げは受診行動を自制するよう強制ではなく患者自身に選択させる。診療報酬の包括化は医療機関に対して医療費の適正化を促すだろう。

1990年代以降の欧州諸国の医療制度改革は，①オランダ，スイス，ドイツ等，医療制度に競争原理を導入することで効率化を保険者や医療機関に誘因付ける方向に転換したグループと②フランスのように自律原則の下，従来独立色の強かった保険者に対する政府の管理と統制の強化を図ったグループに分けられる。

医療制度における利害当事者は患者（被保険者），医療保険者，医療機関等さまざまである。統制であれ，誘導であれ，どの主体に働き掛けるかが問われなくてはならない。上記のように自己負担の引き上げが念頭においているのは患者の受診行動であり，「需要サイド・コントロール」に分類される。一方，「供給サイド・コントロール」と呼ばれるのが，診療報酬の包括化，病床規制，マネジド・ケア等，（さもなければ過剰になりがちな）医療機関の医療行為を矯正，コントロールするものである。医療サービスへの評価，医療情報の開示を通じて競争を喚起することも，医療機関の効率化を促進するだろう。もっとも，

需要サイド・コントロールへの依存は低所得者に負担を集中させ，医療へのアクセスを制限する懸念がある。供給サイド・コントロールも過少診療（医療の質の低下）や治療困難な患者の受け入れ敬遠を招きかねない。そこで公的医療制度運営の担い手として期待されているのが民間保険を含めた保険者である。わが国でも「保険者と医療機関との直接契約や保険者と医療機関の連携強化（健診・予防）」（経済財政諮問会議「骨太の方針2001」）が求められている。強化された保険者機能の典型例が医療機関の選別や診療計画の策定（医療の標準化）・診療報酬に関する医療機関との直接交渉などを担う米国のHMO等マネジド・ケアである。欧州諸国でも保険者の裁量・役割の強化が試みられている。その一環としてスイス，オランダ，ドイツは保険者に競争原理を導入した。一方，フランスのように強化された保険者を介して国の統制を強める向きもある。保険者への誘因付けか管理かの違いはあるものの，後に詳述するように，いずれの国においても保険者は伝統的な労使関係主体の運営から切り離され，健康リスク分担・管理に特化してきた。

2）ミクロ効率性とマクロ効率性

医療制度を評価する軸としてはミクロ効率性とマクロ効率性が挙げられる（OECD，2004）。前者は所定の医療費支出の枠内で「生産効率性」（所定の投入で最大の生産），あるいは「配分効率性」（ニーズに応じた資源配分・費用の最小化）の実現を指す。仮にミクロ効率性が満たされない，つまり資源配分・用途に無駄がある，必要のない検査や効果のない治療が行われているならば，①医療の質を低下させることなく費用を削減する，あるいは②同じ経費でより高い成果（健康改善度の向上）を達成する余地があることになろう。わが国で懸念されている小児科，がん治療等，社会的に重要な医療サービスの不足は本来，このミクロ効率性の改善，つまり医療資源配分の適正化によって是正されるべき課題ともいえる。一方，マクロ効率性は医療サービスの限界便益と限界費用とを等しくする医療費水準（経済規模に対する同水準の適切性）を指す。スイス，オランダ，ドイツにおける保険者間競争はミクロ効率性の向上を図るものであ

り，フランスの医療保険支出全国目標はマクロ効率性を重視した結果といえる。わが国の医療制度は国民皆保険，医療機関へのフリーアクセスを達成しつつ，国民医療費が対GDP比で見て国際的に低い水準に留まっているという意味でマクロ的な効率性には優れてきたとされる。しかし，医療の質のばらつき（標準的医療行為の基準の欠如），医療事故，カルテ開示等情報公開といったミクロ的効率性では劣ってきたように思われる。

なお，両効率性の追求が相反する目的でないことは強調に値する。医療資源の効率的配分なくして一律に医療費を削減するならばサービスの質が低下するリスクがある。医療への公平なアクセスも阻害されかねない。逆にミクロ効率性のないまま，医師・病院不足等に対処すべく医療費総額だけ増やしても，真に必要な用途（地域や診療科）に資源が多く投下される保障はない。ミクロ効率性の改善は高齢化，医療技術の進歩とともに増加する医療ニーズを医療へのマクロ的予算制約内で充足することを可能にするのである（OECD, 1995）。

3）保険者間競争

オランダ，スイス，ドイツでは従来の総予算制等，マクロ（総額）管理制度に代えて，あるいはそれを補完するように公的（基礎）保険制度に競争原理を導入してきた。被保険者は基礎保険を提供する保険者の中からいずれかを選択できる仕組みである。地域・職域保険によるわが国の医療保険制度とは対照的となっている。その背景には医療の質の向上と医療費の適正化を保険者，および保険者と契約する医療機関に誘因づけることで医療制度のミクロ効率性を高める狙いがあった。競争原理は民間市場に限定されないことに留意してもらいたい。近年，多くの国々でPFIや市場化テストなど公共部門における同原理の活用が盛んになっているが，医療保険制度もこの例外ではない。上記のようにオランダでは1992年から疾病金庫の選択が認められるようになった。当初は2年に1回保険者の変更だったが，その頻度は1996年以降，年1回になっている。スイスの場合，1996年のLAMal以降，全ての国民に基礎保険への加入義務が生じたが，保険者を半年に1回の頻度で変えることができる。ドイツ

でも保険者（疾病金庫）選択が1996年から認められている。2002年以降，8週間前の解約予告期間以外は変更日時への制約はない。ただし，いずれの国でも保険者が疾病リスクの低い健康的な個人に偏って加入を認める「クリーム・スキミング」（リスク選択）を避けるべく，基礎保険への加入を希望する全ての個人を受入れる義務（Open Enrollment）を課している。

　保険者間競争は活発になっているのだろうか？　オランダの2006年改革の際には被保険者の約18％が別の医療保険会社に移ったとされる。同一保険者に留まっても別の保険プランを選択することもありうる。こうした内部での移転は5％から10％に及ぶものと見積もられている。これらを合わせると被保険者の23％から28％が2005年末の時点で従来の医療保険契約を変更したことになる。改革以前，疾病金庫を変える被保険者の割合は毎年2-3％に留まっていた（Lamers et al., 2003）ことを勘案すれば制度改革による一時的な現象ともいえるが，改革等の機会さえあれば被保険者が選択権を行使しうることを示した事例である。ドイツでは年間約5％の保険加入者が疾病金庫変更している。その一方で疾病金庫と民間医療保険との間の競合関係が（皆無ではないにせよ）高まったわけではない。これは被保険者の両方向的な移動が制約されていることによる。任意加入者（自営業者・官吏・高所得者）が一旦民間医療保険を選択すると55歳以下で，かつ所得減少・職業変更などして加入義務が生じない限り，公的医療保険に戻ることはできない。疾病金庫から民間医療保険への移動は「片道切符」になっているのである。移動への制限は若年期に保険料の低い民間医療保険に加入して，健康リスクの高まった高齢期になってから疾病金庫に移る（若年期には世代間移転を回避して高齢期にそれを享受する）「タダ乗り」を排除するためである。ドイツにおける社会連帯は全国民的なものではなく，生涯を通じて疾病金庫に加入する被保険者の間に仕切られるともいえよう。また，民間医療保険については被保険者が退出時に老齢準備金の払い戻しを拒否していることから，実質的に中途での保険者の変更が困難になっている（田中，2006）。したがって，独の保険者間競争は（本来市場原理に即すべき）民間医療保険に及ぶことなく，疾病金庫の間に限られているのが実態といえる

表3-4　保険者数の推移

	スイス LAMal 保険者	オランダ		ドイツ 疾病金庫
		疾病金庫	民間保険	
1996年	145			642
2000年	101			420
2001年		25	47	396
2003年	100	22	44	324
2006年		33（疾病金庫・民間保険統合）		267

(注1)　スイスの強制保険（LAMal）を提供する保険者は疾病金庫。
(注2)　ドイツは東西合計。
(出所)　OECD Switzerland, 2006（スイス），「医療に関する検証2005年度年報」
　　　　（オランダ），「ドイツ医療関連データ集2005年版」（医療経済研究機構）
　　　　（ドイツ）をもとに筆者作成。

（2009年から限定的ながら民間医療保険間での老齢準備金の移転が認められることになった。競争促進を期待する向きもあるが，競争が疾病金庫間と民間医療保険者間とでそれぞれ仕切られている状態に変わりはない）。

　競争と合わせて保険者間の合併も進んでいる（表3-4参照）。オランダの場合，2001年には疾病金庫，民間保険合わせて72社が存在したが，2006年時点では医療保険会社数が33まで減少，これらをグループごとに分けるとその数は14に留まる。大手5系列の市場占有率は72％あまりに上るとされる。ドイツの疾病金庫でも合併は可能であり，他種の疾病金庫との合併も2007年から認められるようになった。1990年代初頭には1200あった疾病金庫も2007年時点では240までに集約化してきた。合併は競争の阻害要因とも受け取られがちだが，医療機関との交渉力を高めるには一定の経営規模（被保険者数）の確保が必要ともいえる。

4）総額管理政策

　フランスは競争原理ではなく，統制の強化によって医療費の適正化を図ってきた。1995年の「ジュペ・プラン」は毎年，社会保障財政法を制定し，そのなかで医療保険支出全国目標（ONDAM）を定めるものとした。医療費の全国

目標を踏まえ政府が外来・病院等部門別に目標を割り当てる仕組みである。わが国でも給付と負担の水準を国民経済の「身の丈」に合ったものにすべく「高齢化修正GDP」（名目GDP成長率＋65歳以上人口増加率／総人口）など医療給付費の伸び率について経済規模に対応した「何らかの管理指標」（マクロ指標）が必要という主張がなされている。しかし，このマクロ管理に実効性を持たせるには，目標値から乖離したときの措置を予め「ルール化」しておく必要がある。フランスでは開業医等外来医療については目標額が医療協約に反映され，実効性を担保するとともに，目標を超えて支出が増加した場合，超過額を負担させるなど医師に対する制裁措置も考えられた。しかし，こうした制裁は，医師の抵抗と「平等権の侵害にあたる」との裁判所判断で破棄されている。総額管理は医療の自由を原則とする開業医等の外来医療と相容れず，総枠予算制をとる病院部門に係わる目標のみが法的な意味を有する結果に終わったのである（伊奈川，2006）。結局，年間の医療費目標額を実績額が超過する状態が恒常化していく。もっとも，ONDAMの導入により，医療費の動向が可視化され，その抑制をめぐる取り組み，議論が議会を含めて展開されるようになったと評価する向きもある（伊奈川，2006）。目標に即した予算管理・保険給付も促され，医療部門の赤字が急増しなくなったとも言われる（仏保健・青年・スポーツ省談）。もっとも2007年は4％以上赤字増，赤字額で60億ユーロ以上が見込まれているなど，総額管理の難しさが伺える。2004年改革ではONDAMが達成できないときの制裁措置は導入せずに，医療保険制度のガバナンスの強化，被保険者・医療従事者への誘因づけに強調点を移すことになった。

5）公的保険の民間提供・連携

スイスでは1996年以降，オランダでは2006年以降，実質的に民間保険者が強制保険の提供主体である。制度的にスイスの基礎（強制）保険には非営利性が課され，もっぱら疾病金庫が提供を担っているが，実質的に，これら疾病金庫は営利の民間医療保険と一体となった経営を行ってきた。多くの疾病金庫は補足保険として営利の民間保険を提供，あるいは疾病金庫と民間医療保険が同

一グループの傘下となっている。たとえば，民間医療保険のKPT（1890年設立）は1996年の連邦医療保険法（LAMal）の施行にともない，非営利の疾病金庫と営利の私的保険に部門を分割，前者が強制保険を販売しているが，実態は一つの保険者である。オランダでは1987年の「デッカー・プラン」において第2層（短期医療保険）を構成する疾病金庫と民間医療保険の統合が提言されていた。その後，90年代の保険者選択やリスク構造調整プレミアムの導入は疾病金庫の分野に限定されたものであったが，2000年になってからデッカー・プランが復活，2006年の改革において疾病金庫と統合した民間医療保険が強制保険の提供者となった。もっとも，この改革以前に疾病金庫と民間保険の経営統合は進んでおり，同じグループ事業体として（同じブランド名で）保険を販売してきた実績があることから基礎保険の疾病金庫から民間保険への移行も迅速だった。またスイスと異なり強制保険の販売にも営利が認められている。長らく民間医療保険は（健康リスクに基づかない）定額保険料や財政調整（リスク構造調整）への参加を拒んでおり，営利性はこのスキームを受け入れる見返り（政治的妥協）だったとされる。

　ドイツの場合，疾病金庫，民間保険会社の経営統合は進んでいない。両者の相違は所有構造のほか，運営原則（社会連帯か保険の原理か）や管理する法律・規制体系に及ぶことから「当面統合は考えられない」（Wasem教授談）。疾病金庫は基本的に現物給付に拠るが民間医療保険は償還払いを原則とする。前述のように財政方式も疾病金庫は賦課方式で（保険料を負担する若年世代から給付を多く受ける老年世代への）世代間移転をともなう一方，民間医療保険は（保険料が高齢期の医療費に備えた老齢準備金への拠出となっている）積立方式に基づく。民間医療保険を疾病金庫制度に統一するとしても，この準備金の扱いが問題になるだろう。ただし，2004年の「医療近代化法」により疾病金庫が民間と連携した保険を提供できるようになった。たとえば，民間の海外旅行保険を疾病金庫が加入者のために仲介することもある。この際，疾病金庫は手数料をとらないが加入者の保険料軽減を求めることはできる。2007年からは補足型保険の販売が疾病金庫にも解禁されているなど，この分野では疾病金庫と民間保険

会社の間で競合と協調が進んでいる。

6）保険料徴収と公費

　2006年以降，オランダの強制保険は被保険者が所得依存型保険料を医療保険基金に支払い，同基金がこれを保険者間のリスク構造調整に充てる仕組みをとっている。保険料率は被用者で6.5％（自営業者・年金受給者は4.4％に軽減）に等しい。被保険者はさらに加入する保険者に対して定額保険料を払う。この保険料は同一保険者・同一給付プランであれば一律でなくてはならない。定額保険料の平均は1,150ユーロ（2007年），2006年改革以前，基礎的保険に占めるシェアは10％だったが，改革以降は45％まで拡大している。保険のモデル契約の形態としては現物給付のほか償還型がある。被保険者は免責制（一定額までの医療費を自己負担）のある保険契約も選択できる。免責上限は年間100ユーロから500ユーロまでと契約によって異なるが，これに応じて定額保険料が割り引かれる。改革当初は，一年間保険給付を受けなかった被保険者への保険料一部払い戻し（還付）制度があったが，社会連帯の原則に反する（医療給付を受けない人も医療費用を分担すべきという見解）により，2008年に廃止，代わって免責制度を拡充することになった。

　スイスでも1996年連邦医療保険法（LAMal）により強制保険で定額保険料が徴収されている。オランダのような医療保険基金はなく保険料は全額，疾病金庫に対して直接支払われる。その上で水平的リスク構造調整がなされている（第6節参照）。保険料は(1)0-18歳，(2)18-25歳，(3)26歳以上で区別されるが，性別，所得，過去の病歴（疾病リスク）によって差別化できない。同一地域，同一保険者の同一保険プランであれば保険料は均一とされる。保険プランとしては，一般型（免責CHF300／年，免責超過部分に自己負担10％，10％自己負担の上限CHF700／年）のほか，①異なった免責上限（年間500，1,000，1,500，2,000，2,500フラン），②HMO（契約医療）タイプ，③無事故払い戻し付きプランがある。定額保険料は高い免責等に応じて5％から45％減額される。保険料は定額のため再分配（所得階層間の連帯）機能は備わっていない。市町村

国保への国庫負担（給付の5割）のような公費の投入もなく，原則，保険者は定額保険料でもって給付の費用を賄わなくてはならない。いわば健康リスクの分担に純化したシステムである。ただし，低所得者の保険料負担を軽減するため，スイスでは連邦・州政府の保険料補助が行われている。オランダでも定額保険料部分に関して同様の支援があるが，いずれも保険者ではなく低所得者への対人給付の形をとっていることがわが国との顕著な違いである。

　ドイツの公的医療保険料はわが国の組合健保，政管健保同様，所得依存型である。オランダ，スイスのような定額保険料に相当する部分はない。一方，高所得者等が任意加入する代替型民間保険は被保険者のリスクに応じて保険料を徴収する。従来，保険給付は全額，こうした保険料で賄われてきた。しかし，2008年からは租税収入による公的医療保険に対する助成が実施され，2008年には15億ユーロ，2009年には30億ユーロの投入が見込まれる。また，公的医療保険を全ての国民に適用（疾病金庫と民間医療保険の区別を撤廃），社会保障の課税所得に賃金・年金のほか利子・家賃等財産所得を加える案が検討されており，社会民主党が支持している。一方，社会保障の機能を保険としてのリスク分散に限定，再分配を制限するよう定額保険料の導入案もある（田中，2003）。折衷案として2009年以降，疾病金庫加入者はリスク構造調整基金へ所得依存型保険料を支払い，疾病金庫は追加的保険料を加入者から徴収（オランダ方式）することになった。追加的保険料の形態（定額か所得依存型か）は疾病金庫が選択するとされる。

　フランスの医療保険の場合，労使の保険料率は各々0.75％，12.8％（2006年）となっている。一般社会税が医療支出に充てられるようになった1998年以降，労働者の保険料率が低下してきた（1991年6.8％⇒1997年5.5％⇒1998年0.75％）。この一般社会税は1998年の普遍的医療給付（CMU）の導入と合わせて大幅に引き上げられた（表3-5参照）。仏の公的医療保険制度に投入される税金は20％〜25％を占め，その比重は高まっている（「租税代替化」が進んでいる）のが現状である。これは保険者の自律・財政責任を促してきた他の3カ国とは異なり，フランスでは医療に対する政府・議会の統制を強化してき

表3-5　一般社会税と保険料率の推移

	医療保険料率		一般社会税（GSG）			
	被用者負担	雇用主負担	稼働所得	代替所得	資産所得・投資益	競馬等獲得金
1991	6.8	12.6	1.1			
1993	6.8	12.8	2.4			
1997	5.5	12.8	3.4(1.0)			
1998	0.75	12.8	7.5(5.1)	6.2(3.8)	7.5(5.1)	
2005			7.5(5.29)	6.2/6.6 (3.95/4.35)	8.2(5.95)	9.5(7.25)

(注1)　()内は医療保険の充当されるCSG.
(注2)　代替所得へのCSGのうち老齢年金，早期退職手当，障害年金は6.6%（医療費分4.35%），失業補償手当，休業補償手当は6.2%（同3.95%）．
(出所)　柴田洋二郎（2006）「フランスにおける医療保険制度改革の動向——近年の改革による一般化の実現」『海外社会保障研究』157号，64頁の表2，表3を一部修正．

たことが背景にある。疾病金庫には元々，当事者の負担する保険料を財源とする財政的自立の原則と管理運営面における当事者（労使等）参加の原則に従ってきた（加藤，2007）。しかし，公費の拡充（財源の負担が労使から納税者へシフト）に合わせて，こうした自律原則は後退，財源の帰趨を判断する主体が労使代表から国民代表たる政府・議会へと移行した。実際，強制保険の料率は国会が決めており，疾病金庫はこの決定に関与していない。したがって財政責任はおっておらず，管理業務のみを行っているのが実態となっている（フランス疾病金庫CNAMTS談）。

7) 保険者機能

　競争原理を導入と合わせて，公的医療保険者（疾病金庫等）の権限と責任の拡充が図られている。オランダの疾病金庫は1993年以降，専門医との個別交渉・選別が認められた。もっとも専門医の政治的抵抗から実績がほとんどなかった。しかし，1998年の競争法の改正により，競争を阻害する結託・価格カルテル等は当事者がその社会的利益を立証できない限り，すべて禁止されることになり，状況に変化が起きている（1998年以前は結託が社会的利益に反することを挙証する責任は政府の側にあった）。この競争法は医療提供の3分の1あま

りに関わっている。同法に基づき公正取引委員会（Competition Authority）がこれまで慣行として行われていた医師ら（一般医，セラピスト等）による価格カルテルを禁止した。また，2005年以降，病院経費の10％について保険者が病院と交渉できるようになった。交渉で決める病院経費のシェアは2007年には20％と段階的に引き上げられており，2011年以降は70％を目指すものとされる。なお，この病院コストはオランダ版DRGであるDBC（診断と治療の組み合わせ）に基づいて算出され，分類された疾病・治療行為のうち緊急性の低いもの，計画的に運営可能なものが選択的契約に委ねられることになった。救急治療や高度医療に関しては国の規制が残る。保険者による患者満足度調査も行われており，英国のNHS病院評価同様，星の数でもって満足度・診療行為の透明性を判断し開示している。ただし，アウトカム評価（コスト効率性，医療の質）は未だ整備されていない。

　スイスの保険会社は強制保険給付に関し全ての医療機関と契約する義務があり，選別的契約は認められておらず，診療報酬等の交渉は保険者と医療従事者との間の集団交渉に拠る。医師，病院は州ごとに薬剤師は連邦レベルで団体を形成しており，交渉のレベルもこの団体の単位に従う。とはいえ具体的契約内容は当事者間の交渉に委ねられる。また，保険者，医療機関とも集団交渉に代えて個別交渉を選択できる。なお，交渉が決裂した場合は州政府が仲裁にあたることになる（もっとも州政府は病院の所有者でもあることから医療提供サイドに有利な裁定を下す傾向があるといわれる）。強制保険は医療機関の選択を制限するHMOプランも提供してきた。ただし，このHMOは保険会社が医療機関を所有するのではなく，MEDIXと呼ばれるプライマリー・ケアの医師集団（全国で30あまり）が病院等と選択的に契約し，保険者はこの医師と契約を交わす形態をとる。HMOのほか，受診前に保険者が設けるコールセンターに病状等の確認を行うプランもスイス版マネジド・ケアの一つに挙げられる。こうしたマネジド・ケアを選択している被保険者は全体の1割に満たないが年々増加傾向にある。

　スイス同様，ドイツの疾病金庫も全ての医療機関との契約が義務付けられて

いる。疾病金庫は州ごとに保険医協会と団体交渉を行う。団体は専門医ごとに作られ全国では 30 あまりとなる。疾病金庫は各団体と合意された予算を割り当て，個別医師への支払いは保険医協会が担っている。選択的契約こそ普及していないが保険者の 9 割を抱える疾病金庫は団体としてある程度の交渉力を発揮できる。実際，疾病金庫は製薬会社との間の契約で大量購入による割引価格を享受している。外来について保険医協会との集団交渉ではなく，一部保険医集団（ネットワーク）と契約を交わすことも可能だが実績は少ない。とはいえ，将来的に疾病金庫は個別契約を用いて被保険者に対し契約医師を紹介することは可能になるかもしれない（BARMER 代替疾病金庫談）。契約医師に割増の診療報酬を支払うことで良質な医師を囲い込んでいくこともありうる。加えて，2004 年の医療保険近代化法では償還払い制の選択，予防措置や家庭医モデル，疾病管理プログラム等に参加する加入者へのボーナスの提供など疾病金庫の選択肢が拡大してきている（田中，2003）。

　1995 年以降，疾病金庫の組織（ガバナンス）改革を進めてきたフランスは，その一環として 2004 年の医療保険法の改正では医療保険全国連合（UNCAM）を発足させている。UNCAM は全国民の 95％をカバーする組織となった（残りの 5％は国鉄労働者や工夫など強制医療保険制度ができる前からの制度である）。従来，各全国金庫が担っていた医師団体との間での協約締結権限等を引き継ぐほか，大臣に委ねられていた医療保険の償還対象となる医療行為の一覧表の決定権など医療保険制度の管理・運営に関わる重要な権限を掌握する。このとき，病院の診療報酬（DRG ベース）は国が決定するものの，開業医の診療報酬（CCAM）については決定権が与えられた。患者の自己負担に関わる疾病金庫の償還率も±5％の範囲で変更できる弾力条項が導入されている。保険者の連合体への権限集中という意味で「形式的」には保険者団体の機能が強化された形になった（笠木，2007）（他の 3 カ国とは異なり，個々の保険者の主体性を重視したものではない）。もっとも実態は保険者を介した国による社会保障制度の管理・運営の強化と労使の役割の後退といえる。CNAMTS（被用者全国金庫）等全国疾病金庫の運営権限を理事会から大臣が任命する事務局長に移行，UN-

CAMの事務局長は，そのCNAMTSの事務局長が兼務する体制になっているからだ。事務局長は政府の代理人と位置付けられている。加えて，2004年改革では政府内に疾病保険支出の推移に関する「警告委員会」を設置，協約に基づく措置の影響や疾病保険支出の決定要因を分析し，同支出が一定以上ONDAM（医療保険支出全国目標額）を超過している場合，関係者に警告，対策を求めることになっている。地方レベルでも，疾病金庫間の連携と国の統制が強められている。UNCAM参加の疾病金庫は地方単位で地方疾病保険金庫連合（URCAM）を創設，URCAMに国の代表も参加することで国の意向が従来よりも行き渡るようになった（笠木，2007）。

4 医療提供体制

1）プライマリー・ケア

スイスでは患者の医療機関へのフリーアクセスが認められているが，ほとんどの国民が家庭医を持ち，入院の判断や専門医の紹介を受けている。一方，オランダの一般医（GP）は伝統的にゲートキーパーの役割を果たしてきた。病院を受診するには彼等からの紹介状が必要となる。ドイツでは2004年からプライマリー・ケアや専門医を紹介する「家庭医モデル」が開始された。一般医の受診にあたっては四半期10ユーロ（年間40ユーロ）の初診料として支払う必要があるが，このモデルを選択した被保険者の初診料は免除される（なお，初診料は医師から疾病金庫に支払われるもので一般医の収入にはならない）。現在200万人が家庭医モデルに参加している。2006年からは一般医に本格的なゲートキーパー機能が求められるようになった。加えて，一般医は症例等の情報交換のために広域サークルのほか，疾病管理プログラムにも参加するなどしている。フランスでは1997年の「参照医」制度（開業医と患者で契約を締結，窓口業務を開業医に一元化）を経て，2004年に「主治医」制度が導入された。被保険者は自ら主治医を選択，それ以外の医師に受診するには主治医から紹介状を受ける必要があり，紹介なしに他の医師にかかった場合，2006年1月から償

還率が7割から6割に引き下げられる。この結果,2006年には16歳以上の被保険者の77％が主治医を指定,その99.6％を一般医が占めている(本田,2007)。医療の質の向上,予防の徹底,他の専門医への紹介機能,医療情報の体系化による無駄な治療行為の排除などが目的であり,病院と在宅医療の連携を図る日本の「かかりつけ医機能」に類似した制度といえる(本田,2007)。

ドイツの診療報酬は一般医については出来高と人頭制,専門医に対しては出来高による。包括払いを増やしていく方向にあるが,新たな治療法が確立されると,その普及のため出来高払いによる誘導がある。開業医は30の専門医グループに分類されており,その専門医ごとに各診療行為の報酬表が定められている。たとえば,一般医では3～5の区分で全報酬の70％を占める。診療報酬は医師集団と疾病金庫グループとの間での集団交渉で合意される。点数は連邦レベルで単価は州単位ごとに決まってくる。保険会社は医療費を保険医協会に一括に支払い,保険医協会がそのファンドを開業医に分ける。一方,スイスでは外来の診療報酬は治療項目,必要時間を織り込んだTARMED Tariffによる。ドイツ同様,構造(点数)は連邦レベル,単価(価格)は州レベルで決定される。この料率には医師への支払い(AL)と必要なインフラ(医療設備)への支払い(TL)がある。開業医はこの両方を受け取るが,勤務医の場合TLは病院に支払われる。

フランスの外来と入院時のドクターフィーは1973年以来,NGAPと呼ばれる診療報酬算定方式が用いられてきた。しかし,政治力の強い診療科部分の診療報酬を中心に変更を重ねた結果,一貫性のあるロジックによる分類・点数からかけ離れていった。また,診療報酬請求書から患者の疾患や医療行為を把握することもできない。たとえば,虫垂切除術を受けた場合,KC50とNGAPでは記載されるが,これは,外科の専門行為(KC)の50点に相当することを示すに過ぎない。疾病が虫垂炎で切除手術を受けたという情報が保険者には伝わらない仕組みであった。そのため2004年から米国メディケアのドクターフィーの支払方式である資源準拠相対評価尺度(Resource-Based Relative Value Scale : RBRVS)を参考に新たな診療報酬体系としてCCAM方式が導入された。

従来のNGAP方式より細分化されて新しい医療技術に対応しており，各分野の専門医協会ごとに医師と医療費を協定する。入院医療に関わるDRG分類はCCAM分類と整合的になっているため，病院・開業医とも同じ体系を使えるようになっている。なお，米国のRBRVSはメディケアにおける医師への診療報酬（パートB）として1992年1月から段階的に導入された。「相対評価尺度」を構成する要素としては，医師の仕事量（時間と強度を包含する），診療費用（医療職の労働，消耗材料，機器等直接経費や診療所の賃貸料などの間接経費），専門職責任補償から構成されている。

　フランスの開業医は①保険診療のみに従事するセクター1（8.4万人），②公的医療サービスについて規定料金より高く請求できるセクター2（2.7万人），および③非保険協定医であるセクター3（500人）に分類される。開業医の医療費は償還払いが基本であるが，被保険者がICカードの被保険者証で医療機関を受診した場合，セクター1の医師は疾病金庫から直接医療費が支払われる。地方にはセクター1が多いため，直接疾病金庫に請求されるケースが多い。セクター2はパリ等の大都市に多く，これらの医師については被保険者が治療費を一旦全額払ったうえで，保険給付額だけ被保険者に償還する方式をとるのは一般的である。わが国では医師の技術料や成果（パフォーマンス）を診療報酬に反映させるか否かが議論されて久しいが，このセクター2のように医師に対して事前申請・登録のうえ，国の定める診療報酬を超過する請求を認めることもあり得る選択肢だろう。超過額分は原則，公的給付の対象とはしない。自己負担が高まるため，患者も技術の優れた医師でなければ進んで受診したりしない。よって，競争がある限り，登録する医師は自ずと選別されていく。この超過額分に民間の補完保険を参入させても良い。

2）病院・入院

　オランダの病院数は95あまりだが，近年，総合病院ではなく特定疾患に特化した専門医による診療施設も増え100に上っている。伝統的に病院の設立・投資は規制されていたが，こうした規制は撤廃の方向にある。すでに新規病院

の自由参入も認められており，将来的には営利病院が許可される可能性もあるといわれる。公費が投入されていた病院の資本コストも 2009 年以降，漸進的に 100％病院がリスク負担するようになる。病院の破産もありうるとされる。

保険者から医療機関（病院・医師）への支払いの包括化も図られてきた。政府は 2000 年に疾病診断・診療行為に関する研究プロジェクトを発足，病院の外来・入院治療を分類する基準としてオランダ版 DRG として DBC（疾病・治療分類）を開発した。DBC の種類は 400－600 ほどであり，2005 年からは病院経費の 10％については，この DBC によって定義された医療サービス 100 程度ごとに価格づけを行うことになっている（病院予算の 90％は従来の総予算枠制による）。保険者との自由交渉とともに，この DBC の比率は今後高められていく見通しである。

スイスの場合，強制保険に関わる病院への診療報酬は入院 1 日当たりの定額払いが基本であった。公立病院に対しては診療報酬のほか州からの補助金がある。五つの州で DRG による支払いが始まり，2009 年には DRG への完全移行が予定されている。現在，病院に対する診療報酬は多様化しており，定額払い，DRG 以外に (i) Per case, (ii) Per day ＋ per patient, (iii) patient per department（人頭払いを診療科ごとに差別化），(iv) MIPP（クリニカル・パス）による支払いが行われている。1 日定額払いである限り，保険者は診療情報を知ることはできない。請求書に病名や治療内容が記載されないからだ。もっとも，保険者は診療内容の開示を求める補足保険の契約を介してこうした情報にアクセスすることができる。しかし，これを嫌う患者も少なくない。そこで保険加入者は受診内容（疾病，治療行為等）を保険者に知らせる代わり，保険者が嘱託する「信用できる医師集団」を仲介者とすることもできるようにした。医師は同集団に治療内容を伝え，後者が妥当と判断すれば，保険が支払われる仕組みである（スイス民間医療保険 Helsana 談）。

ドイツの病院でも総予算枠制から DRG（包括払い）への移行が図られている。2009 年までに病院への支払いは DRG に完全移行する予定になっている。病院との契約は州医師会と週単位での保険者協会が行っており，支払単価（国が決

めた診療報酬表に対する1点当たり単価を握る方式）が決められる。ただし，診療報酬について点数は連邦レベルだが，単価は州単位で決定するため州間で格差がある。加えて州単位に採用している DRG のバージョンが異なり，区分される治療のカテゴリー数も異なっている（2009 年以降は全国的に統一される予定）。病院のファイナンスは公立病院と民間病院とでは異なる。前者の資本経費は州からの補助金で賄われるが，後者は診療報酬，ないし資本市場からの資金調達でもって確保されなくてはならない。民間病院には営利も認められている。営利民間病院は 15 年前には病院の 9％に過ぎなかったが，現在は 20％まで急成長（とくに病床数 200 - 400 規模の大病院で営利病院が増加），多くは教会等所有の非営利民間病院やコミュニティー所有の公立病院を買収することで成長してきた。

　フランスにおける病院への支払いは従来総枠予算方式であった。サンプリングされた前年度の入院コストの平均値をもとに入院医療費として給付される金額が決定され，定額の費用が支払われていた。これが 2004 年から 1 件当たりの包括評価方式 T2A（DRG 方式に基づき入院期間を調整する方式）の報酬システムに切り替えられた。現在は移行期間で 2012 年までに定着させる予定とされる。この DRG 方式では通常の入院期間を決めており，一定日数を超えると支払われる金額が少なくなるため，入院期間を短期化しようとするインセンティブが働く。医療ベッド数でみて 3 分の 2 を占める公的病院が最初に包括払い方式となり，その比重が拡大，最近では従来，出来高払いであった（残り 3 分の 1 の）民間病院も包括払いの対象となっている。疾病金庫は別途，病院の資本コストも出している。加えて疾病金庫が拠出する基金から，病院再編や地域医療計画上の配置等の場合に補助金が支払われる。また，1996 年に疾病金庫の顧問医師集団である医療監視部門の権限が強化され，医学的に正当化されない給付について，被保険者に対して費用の償還を拒絶できるものとした。併せて病院で提供される医療の質を保証するため，1996 年に外部組織（全国医療認証評価局）による認証制度が導入，2004 年からは高等医療局が外部評価の役割を担うようになった。

欧州 4 カ国に共通しているのが病院等への診療報酬の DRG 型への移行である。DRG 等診療報酬の包括払いは過剰診療の誘因の抑制・医療費の適正化の文脈で出来高払いと対比されてきた。しかし，DRG には病院への総枠予算方式，入院 1 日当たりの定額払いでは得られない疾病・診療情報を提供するとともに，医療機関間で同一疾病に関わる診療行為を比較可能にするというメリットがある。保険者の観点からすれば医療情報が改善されることになるだろう。

3）医療情報

わが国の 2006 年医療制度改革の中で「入院から在宅医療まで切れ目のない形での地域の医療機能の適切な分化・連携を進める」ことが唱えられている。しかし，こうした機能分化・連携を促すには患者の医療情報の共有が不可欠となる。フランスでは 1996 年に医療手帳を導入し，患者の過去の疾病や治療内容を参照できるように情報を一元化，医師間の連携を強化した。2004 年にはこの制度に代えて「個人医療情報制度」を創設・個人の既往症等の情報をデータ化，カードを使用しない被保険者について受診時の自己負担を引き上げる措置をとるなど，普及を図っている。ドイツでも民間医療保険を中心に入院（病院），外来，リハビリの連携を図る「統一ケア」の開発が進められている（表 3-6）。

4）健康増進

わが国では医療費適正化に向け，生活習慣病対策が練られてきた。2008 年度を初年度とする医療費適正化計画（5 年計画）を作成，そのなかで 2015 年度には生活習慣病有病者・予備群を初年度比 25％削減する等，政策（数値）目標を掲げる。2008 年度より（40 歳以上の加入者に対して）健診・保健指導の実施を保険者に義務化・一本化される。とはいえ目標実現のための具体的な手法（効果的な健診・生活指導）の確立は未だ試行錯誤の状態にある。

ドイツでも健康管理・増進プログラムの一環として自己負担軽減による歯科，がん検診受診誘導が行われてきた。たとえば，がんの予防健診をしていれば，

表3-6　医療提供体制（まとめ）

	スイス	オランダ	ドイツ	フランス
医療機関へのフリーアクセス	○	・GP（家庭医）によるゲートキーパー機能（紹介状による病院受診）。・GPグループによる診療	○	○
プライマリー・ケア	ほとんどの国民に家庭医有り		・家庭医モデル・GP（家庭医）の広域サークル	主治医制度利用の有無で自己負担を差別化
診療報酬	・医師（外来）：TARMED（診療報酬表・点数：連邦，単価：州）・入院：1日当たり定額払い→DRGとの組み合わせ	・DBC（オランダ版DRG）の拡充（病院コストの20%→2011年は70%を目指す）	・病院：予算制→DRGへ・GP：出来高+人頭制・専門医：出来高	・外来および入院ドクターフィー：CCAM・入院：総括給付方式→DRG導入（診断群別分類）
医療機関の営利性	×	×	○	×

（出所）　筆者作成。

癌治療の医療費は全額保険給付（自己負担を免除）する。また，年1回の歯の定期健診を課し，さもなければ給付カット（自己負担が増加）の措置を設けている。さらに予防プログラム（トレーニング機器の提供，無料講座等）を実施，その参加者は外来治療に要する初診料（四半期あたり10ユーロ）が年間最大30ユーロ軽減するなど普及を図っている。2007年末から2008年初め頃に疾病管理プログラムの法制化が予定されるほか，2008年には予防関連法が成立する見込みである。オランダでは雇用主を巻き込んだ健康増進策が求められている。雇用主は病気で欠勤する労働者の賃金を2年間保証する責任があるためで，労働者の健康改善は労働コストを軽減すると考えられている。一方，スイスの強制保険における生活習慣病対策は限定的であり，予防努力にも地域間格差が見受けられる。フランスでは医療保険給付の中で生活習慣病予防指導はない。

5　民間医療保険の役割

1) 公と民の役割分担

　公的医療給付（基礎保険）の範囲を見直すことで強制保険と任意（民間）医療保険の役割分担を変更することも改革のあり得る選択肢である。当然，基礎保険が限定的なほど民間医療保険がリスク分担を担う余地は大きい。併せて医療制度の中で市場メカニズム（よって競争原理）の作用する範囲が拡大することになる。ただし公的医療保険と民間医療保険の関係は一般に複雑である（OECD, 2004）。米国メディケア＋チョイス・プログラムのように公的保険者（メディケア）が民間保険者と契約することもある。フランスでは（自己負担をカバーする）補足的保険を提供するミュチュエルが基礎保険部分も合わせて医療機関に診療報酬を一括払いする事務を請け負っている。スイス（1996年以降）の疾病金庫が強制医療保険と任意加入の民間保険と一体として提供していることは上述の通りである。1996年連邦医療保険法（LAMal）が全国民に基礎カバーを義務付ける以前，任意加入の民間医療保険が主要な医療財源であった。オランダは2006年改革以降，公的医療保険の管理・運用を民間医療保険に委託している。仏では政府の医療皆保険プログラム（CMU）が低所得者層の購入する補完型保険の保険料を全額，公費でもって補助している。

　民間医療保険は大きく①公的医療保険に加入義務のない被保険者に基礎保険相当を提供する代替型，②公的医療の中で患者の自己負担分をカバーする補完型，③基礎保険外の医療サービスを対象とする補足的保険に分けられる。第2節で述べたように独の民間医療保険は代替型・補足型，フランスの民間保険は補完型と補足型，オランダ，スイスの民間保険が提供するのが補足型の医療保険となっている。公的医療保険のカバーする人口割合が低い（加入義務のない人口の割合が高い）程，代替型保険が重要となる。一方，基礎保険給付に関わる自己負担が高くなるにつれ，法定給付の範囲が限定になると，各々補完型保険，補足型保険に対する被保険者のニーズが増す。もっとも，多くの場合，民

第3章 各国医療保険制度

図3-2 民間医療保険の形態

公的保険の財源方式		民間保険会社の参入形態		
		①代替	②補完	③補足
社会保険方式	スイス	－(注1)	×	○
	オランダ	－(注2)	×	○
	ドイツ	○	×	○
	フランス	×	○	○

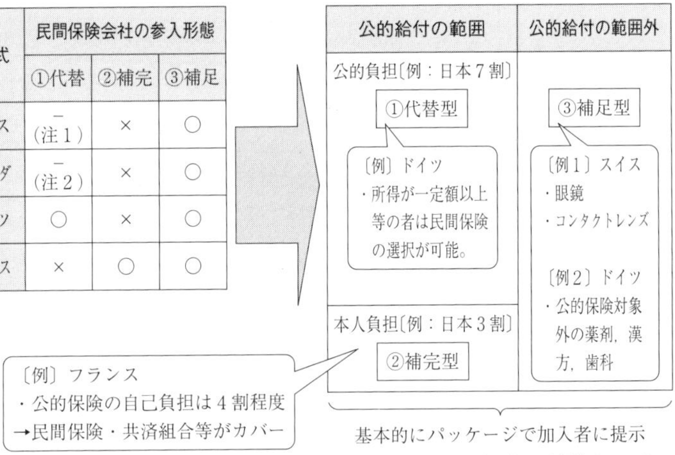

公的給付の範囲
公的負担〔例：日本7割〕
①代替型
〔例〕ドイツ
・所得が一定額以上等の者は民間保険の選択が可能。

本人負担〔例：日本3割〕
②補完型

〔例〕フランス
・公的保険の自己負担は4割程度
→民間保険・共済組合等がカバー

公的給付の範囲外
③補足型
〔例1〕スイス
・眼鏡
・コンタクトレンズ
〔例2〕ドイツ
・公的保険対象外の薬剤，漢方，歯科

基本的にパッケージで加入者に提示

(注1) 疾病金庫・民間保険会社は一体経営（コングロマリットを形成）。強制保険・補足型保険をセットで提供。
(注2) 2006年に疾病金庫と民間保険会社が統合。
(出所) 筆者作成。

間医療保険はパッケージで被保険者に提示されており，保険プランが①～③で区別されているわけではない。フランスでは補完型・補足型と併せて補足保険と総称する。スイスの場合，強制保険と補足保険が一つのプランとして提供されるため，被保険者にとって違いは明らかではない（図3-2参照）。

2）給付範囲

スイスでは人口の8割が民間の補足保険を購入，総医療支出の10％を占めている。民間保険給付としては個室等，入院環境アップグレード，医師選択，国外での治療，保険診療を超過する治療，代替医療が含まれる。ただし，強制保険の自己負担分をカバーする補完保険は禁止されている。保険料の設定は原則，自由だが，FOPIからの認可が必要で不当に高くないこと，かつ支払い能力が損なわれるほど低くないことが求められる。個人保険のほかに団体保険があり，民間保険契約者の約3分の1が団体保険を選択している。この場合，事業主等が被保険者のため保険者と交渉して料率，給付範囲などを決める。オラ

ンダでも基礎保険を含め集団保険が普及，主に雇用主が従業員のために集団保険に加入している。集団保険であれば基礎保険の保険料（定額保険料）が最大10％カットされることなどから，既に被保険者の約40％（2007年は50％とのこと）がこの保険プランに参加するようになった。なお，オランダの補足保険は成人の歯科医療など基礎保険から外れた医療サービスのほか，高額な医薬品の公定価格と実際に支払う市場価格の差額分もカバーする。

国内で52ほどあるドイツの民間医療保険は①公的医療保険未加入者向けに代替型医療保険を，②公的医療保険加入者には補足型の医療保険を各々提供している。疾病金庫は現物給付型だが民間医療保険は償還払いによる。また，民間保険は個人単位で疾病金庫のように扶養家族はカバーされない。医療機関のアクセスへの制限はなく，疾病金庫のような四半期あたり10ユーロの初診料も生じない。代替型保険は契約に基づく給付であり，給付の範囲は公的医療保険の法定給付と一致しているわけではない。給付内容，免責等プランは多様で公的医療保険には含まれない高度医療や新薬を積極的に給付対象にするなど疾病金庫よりも広い給付を行っている。治療を受ける医師を選択できる保険プランもある。とくに薬剤給付については公私の差は非常に大きく，疾病金庫が後発品を奨励している一方，民間医療保険は新薬のほか漢方治療・漢方薬等をカバーする。民間保険は介護保険も提供しており，疾病金庫に加入しない者は民間の介護保険への加入が義務付けられる。

フランスの補足型保険は共済組合，民間保険会社によって提供される。共済組合の加入者比率は80％に上る。同組合は単なる補足的医療保険の運営母体というだけではなく政治団体である。CMU法の施行により全国民の7％が無料の補足的医療保険のカバーを持つようになった。（共済を含む）民間医療保険の普及率は80％以上で，CMU補足的保護を入れると95％あまりに上る。補足保険は公的保険外の歯科，眼鏡などをカバーする。30-40％となる自己負担分を補填する補完保険もある。薬剤費は5～6年前まで強制保険で70％償還であったが，最近は薬効に応じて償還率（65％，35％，15％）が決まるようになった。しかし，補完保険による給付割合が高いため，8割の被保険者が自

己負担なしで給付を受けている。ただし，通院時負担金（1ユーロ）のカバーは禁止されている。

CMU法が基礎保険のほか低所得者の民間保険加入も支援するのは，前者のみでは国民に医療保険として十分ではないという認識による。低所得者は自分で選んだ保険者（民間医療保険，共済のいずれでも良い）による補足的医療保険給付を保険料負担なしで受けることができる。具体的には単身者であれば月収600ユーロ未満で保険料が全額無料，月収720ユーロ未満で一部補助を受けている。このCMUの財源は公費に加え，補足的医療保険の売上げへの課税（2.5％）によって支えられている。したがって，費用の一部が民間医療保険の加入者全体に分担される形になる。わが国では公的医療保険の給付範囲を広く取ることで医療へのアクセスを保証しようとしている。しかし，同範囲を抑える一方，低所得者の補足保険の購入を補助することも政策としてあり得る選択肢だろう。

3）保険料

民間医療保険の保険料は基本的に被保険者の健康リスクに応じて決まる。ドイツの民間医療保険の場合，加入時に健康診断があり，健康状態に応じた保険料を課すことで実質的に引受制限が行われている。ただし，保険契約は生涯ベースで一度加入すれば，被保険者が解約の申し出をしない限り継続される。保険料は医療コスト全体の上昇等に合わせて定期的に見直されるが，被保険者個人の加入後の入院歴や保険給付額は反映されない。つまり，慢性疾患になった加入者がそれを理由に保険料の引き上げを求められるわけではない（ドイツ民間医療保険DKV談）。また，4～6年保険金請求がなければ，保険料5カ月分が還付される「ノークレーム・ボーナス」を実施している。1年間保険給付を受けなければ，翌年以降の保険料が軽減されるボーナスプランなどもある。

フランスの補足的保険の場合，団体保険で企業が支払った保険料は法人税で損金扱いされる。フランス大手の民間保険によれば，販売している医療保険は60％が団体契約であり，企業単位で加入している。保険料負担は従業員と企

業で折半するのが基本となる。残りの40％は個人向けの販売であるが，この分野は共済組合のシェアが高い。団体保険の保険料は当該被保険者に一律な保険料が求められる（加入者の年齢や疾病記録に応じて差別化できない）。ただし，スイス・オランダとは異なり，従業員は雇用主が結んだ団体保険契約から Opt out することができない。個人加入の場合，補足型保険は被保険者の健康リスクに応じた保険料になっている。共済組合の保険料は年齢によって異なる。民間保険は加入者の健康状態告知書を入手して補足的保険プランを設計することができる。もっとも，健康状態告知書を取得すると７％分の税金を課せられる制裁措置があるが，それにもかかわらず実際に補足的保険の保険者は健康告知書を取得するケースは多い。

4）財政方式と競争

上述のようにドイツでは財政方式にも公的医療保険と民間医療保険の間で顕著な相違が見受けられる。すなわち，疾病金庫は（今期の保険料でもって今期の医療費を賄う）賦課方式で運営される一方，民間医療保険は積立方式に基づく。「老齢準備金」の残高は2006年時点で960億ユーロあまりに上る。準備金は高齢期の医療支出に備えるほか，医学技術の進歩や事務費用の変動にも対応するものである。ただし，他の民間保険に移っても準備金への拠出相当額を持ち出すことはできない。（自営業から被用者へ）雇用形態の変更，あるいは所得の減少で疾病金庫への加入義務（55歳以下の被保険者の場合）が生じたときも同様である。スイスでも民間保険で将来医療費の支払いに備えた準備金があるが，被保険者単位で積み立てられてはいない。このため民間保険の被保険者が他の民間保険に移る場合，改めて準備金の積み立てを始めなくてはならず，（とくに高齢になるほど）保険料が高まることから，一旦加入した保険を移ることは経済的に難しい。ドイツでは1990年代以降，公的医療保険者（疾病金庫）間での競争が喚起されてきたのとは対照的に，民間医療保険間での被保険者の移動は稀で，競争が不十分だったとされる。そこで2007年改革において2009年以降，この準備金を限定的ながら（後述する基本料率相当額分）移転可能とした。

しかし，これは民間保険の間での措置であり，公的医療保険に移った場合については補足型保険としての利用等も，その限りではない。このため，競争促進の程度も定かでないとされる。

5）保険者機能

　民間保険は医療サービスの質に影響を与えるような努力を十分に行っておらず，医療の質に与えた影響はごく小さいといわれる。また，公的プログラムに比べて高額の薬剤や医療行為をカバーしていることから，民間医療保険はしばしば総医療支出を増大させてきた（OECD, 2004）。広告費，マーケティング費により，民間保険の運営コストは公的保険よりも高くつく傾向もある。一方，ドイツの疾病金庫の運営コストは給付費の5〜6％に過ぎない（BARMER 談）。
　ドイツでは被保険者数が人口の1割に留まることもあり，民間医療保険の医療の価格・質に関わる交渉力は疾病金庫に比べて弱い。民間医療保険の診療報酬も医療従事者と疾病金庫の協定に準拠するに過ぎない。入院治療は公民どちらの被保険者であっても同じサービスを受ければ同じ料金となる。一方，外来医師・専門医は自身の判断でもって医療サービスの複雑性，緊急性，重症度に応じて料金表の1.8倍，2.3倍，3.5倍を民間保険に請求できる。民間保険は償還払いにつき直接医師と関わることはなく被保険者から請求された金額をそのまま支払うことが多い。この差別価格は民間医療保険加入者から疾病金庫加入者への暗黙裡の再分配を含意する。前者が医療サービスに対して割増な支払いをすることで，後者は同じサービスを相対的に安価に受ける余地が高まるからである。民間医療保険と疾病金庫の間で財政調整が欠如している分，診療報酬部分で実質的な補助金（Cross subsidy）を掛けているともいえる。一見，民間医療保険加入者に不利な仕組みだが，皮肉にも開業医（専門医）は迅速な対応・診療を行うことで彼等を優遇する事例が見受けられる。実際，疾病金庫被保険者を名乗って診療を予約すると長く待たされるのに対して，民間医療保険に加入していると言えば，直ぐに診察に応じてくれたという事例もある。とはいえ，民間医療保険は受け身なばかりではなく，入院（病院），外来，リハビ

リの連携を図る「統一ケア」を独自に開発するほか，高度医療技術の普及，薬の開発支援など医療の質を高める取り組みを担っている側面もある。

フランスの補足的医療保険（民間保険，共済組合）は分散しており，医療機関の医療費を引き下げるだけの交渉力は持っていない。しかし，保険制度の運営において重要な役割を果たす局面がある。たとえば，教職員の共済組合のような大手は加入者が医療機関等へ支払う医療費の中で自己負担額を除いた全額（補足的医療保険の給付と強制保険の給付の合計）を立て替え払いして，強制保険から給付される医療費を後で回収する方式を採用している。このため被保険者にとっては，基礎保険と補足保険が一体となって給付された形になる。実際，フランス CNAMTS は公務員の共済組合に強制保険の給付管理を委託している。こうした共済組合による立替え払いは CNAMTS の払う医療費全体の 15 ％を占める（対して，民間医療保険は法律によって一括払いの受託は認められていない）。

6）民間医療保険への規制

基礎（強制）保険と異なり，民間医療保険には社会連帯・相互扶助（再分配）の原理が適用されない。保険料は被保険者の健康リスクを反映して決まる上，加入希望者の受け入れ義務もない。とはいえ民間保険が自由放任されているわけではない。オランダでは 1998 年の「医療保険アクセス法」により，公的医療保険の加入資格のない個人（当時は高齢者や自営業者が含まれる）が無保険者にならないよう民間保険に対し疾病金庫同様の保険給付プランを提供するとともに，加入希望者の受入義務が課されていた（2006 年改革により，民間医療保険は全ての被保険者に基礎保険プランの提供と加入希望者受入れが義務付けられるようになった）。ドイツの場合，1993 年の GSG 法により，65 歳以上の高齢者に対して一定水準の保険料を上限に公的医療保険と同等の内容の給付を保障する「スタンダード・タリフ（標準約款）」の提供が義務付けられた。2000 年の法改正により対象年齢は 55 歳以上に引き下げられている（田中，2006）。さらに 2009 年からは全ての被保険者に対して法定給付を基礎料率でカバーする保険

契約の提供が民間医療保険に義務付けられる。基本保険料率は民間保険者間で均一で，加入希望者の受入義務があり，既往症を除外することも個別の加入者のリスクに応じた加算もできない。併せて，医療費に応じて民間保険者間で年末に損失をプールする仕組みが作られる。もっとも，これは疾病金庫間のリスク構造調整とは異なる。リスク構造調整は原則，事前の包括払いに対して民間保険者間の財政調整は事後的補塡にあたるからだ（よって規制色は強まっても，医療費適正化に向けた努力は期待しにくい）。基本料率を加入者の「平均」的な健康リスクに合わせることは難しく全体的に損失が生じることが見込まれる。この結果，（通常の保険契約を交わしている）既存の民間医療保険加入者の保険料率は5〜10％引き上げられるとの推計もある（PKV談）。一連の改革を通じて疾病金庫の裁量の拡充が図られる一方，このように代替型民間保険への規制が強化されることで，総じて両者への政府の関与の程度が似通ってくる「収斂現象」が見受けられている（田中，2006）。

6　保険と連帯

1）競争とリスク選択

　保険者機能の強化や競争原理の導入が，実際に医療費の適正化や医療の質の改善をもたらしたか否かは明らかではない（OECD, 2004）。基礎保険給付は全国一律なため，保険者間の競争はもっぱら保険料による価格競争に限られてきた。医療機関の評価や選別的契約は遅れており，質による競争，医療サービスの質の差別化は進んでいない。保険者も被保険者に提供される医療の効率を高めるよりも，競争手段として健康リスクの高い被保険者を避けるリスク選択を行う方に価値を見出している。高齢者や慢性疾患を抱えた個人の加入は敬遠されがちとなる。欧州諸国ではこうしたクリーム・スキミングを回避すべく「加入希望者引受義務」（Open Enrollment）を基礎保険の提供に対して課している。しかし，暗黙裡にリスクを選別する手法までは排除できない。補足保険に対しては基礎的保険のルールは適用されない。通常，基礎保険と補足型保険は合わ

せて購入することから，この補足型保険をリスク選択に用いることがある。補足型保険の給付範囲を予防医療等，低リスクの個人が選好するものに限定するかもしれない。また，高リスク者に対する補足型保険の保険料を高く設定することもできる。このほかドイツでは保険者間競争を導入した当初，疾病金庫が重度障害児を抱える家族の加入申請を引き伸ばしたり，事務所を高齢者や車椅子の人が上がれないようなエレベーターのビルの上階に置いたりする行動が見受けられ，社会的批判を招いた（田中，2006）。代替型民間保険には若くて健康な被保険者が偏る傾向がある。リスク構造調整にも参加していないため民間保険はこうした被保険者を引き付けるよう保険料を低く抑えることもできる。このリスクの偏在を解消するよう，仮に民間保険と公的医療保険を一元化できれば，疾病金庫の保険料率を 0.09％下げることができるとの試算もある（WIDO）。

　スイスの強制保険の場合，同一保険者の同一プランに対する保険料は均一でなくてはならないことは前述の通りである。しかし，この規制をすり抜けるよう保険者は（Daughter funds と呼ばれる）複数の保険会社を傘下として，各々が特定リスク（健康，不健康な加入者）を対象とした基礎保険を提供してきた。たとえば，保険者Ａへの加入を希望する健康リスクの低い被保険者に対しては傘下の保険料の低い保険会社Ａ１のプランに，高リスク者に対しては保険料の高い保険会社Ａ２のプランに，それぞれ誘導するのである。保険者が異なれば同一プランの定額保険料が異なっていても違法ではない。

2）「管理競争」という考え方

　1990 年代以降の欧州の医療制度改革の理論的支柱が Enthoven（1988）の提唱した「管理競争」である。管理競争は公的医療保険制度の枠内での保険者の権限強化（マネジドケア）と競争原理の導入を柱とする。これまでも繰り返してきたように，競争の促進や民間医療保険の活用等市場メカニズムの拡充は必ずしも社会保障制度における連帯・扶助の原則に相反しない。両者を整合的にする制度設計は可能なのである。競争を通じた「規律付け」の効果は保険者に

対して加入者の「忠実な代理人」として医療機関との契約・モニタリング等の保険者機能を行使するよう誘因付けるだろう。管理競争は自由競争・自由放任を意味しない。むしろ，従来の競争排除型の規制・統制から市場機能の補完への政策転換である。政府は「スポンサー」として保険者が提供するべき基礎保険の範囲を定め，保険者間の結託の防止や保険者・医療機関に関する情報開示など競争を補完して被保険者の厚生を増進する役割を担う。ここでは許認可等「事前」規制に代えて医療保険，医療提供の監視，評価といった「事後」規制が重視される。また，リスク選択を避けるべく精度の高いリスク調整プレミアムの開発も政府の果たすべき役割である。

　また，保険者間競争を通じてさまざまな保険者は異なった政策（医療機関の機能分化・連携，健康増進，診療報酬体系，医療機関の評価方法等）を試行，比較評価を通じて「最善策」を見出すことも期待される。効率的資源配分は，国・官僚によって「計画」されるのではなく，試行錯誤（政策実験）を通じて「創出」されることは強調に値しよう。対して政策実験を集権的に行うことは難しい。全国一律に新たな制度・政策を試行すると「失敗」のコストが高すぎる上，試行が失敗だったとしても，他に比較対象が乏しいため政策の失敗を立証できず（当事者に自ら失敗を認める誘因はない），誤った政策が是正されにくいからだ（わが国の「ゆとり教育」政策はその典型例といえるだろう）。

3）機能分離

　図3-3はオランダにおける強制医療保険の財源の流れを示している。その医療制度の特徴は社会連帯とリスク分担・管理の機能を分離しているところにある。所得依存型保険料とリスク構造調整プレミアムの組み合わせは所得が高く健康リスクの低い個人から所得が低く健康リスクの高い個人への再分配を含意する。社会保険料は所得に依存するが，保険者の受け取るリスク構造調整プレミアムは被保険者の健康リスクを反映するからだ。よって所得・リスク階層間の社会連帯が確保される。一方，定額保険料は価格メカニズムとして機能する。保険者の効率性や免責や契約医療の有無等提供する保険プランを反映して

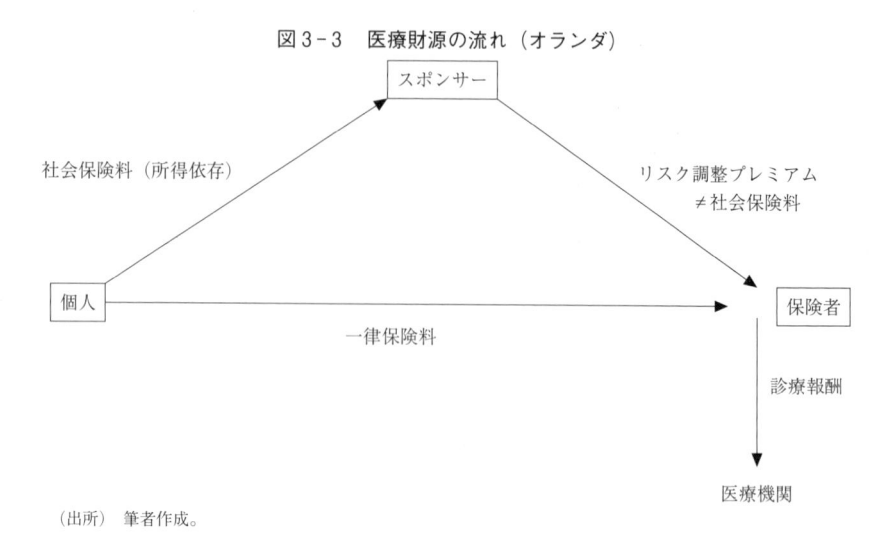

図3-3　医療財源の流れ（オランダ）

```
                    スポンサー
                   ／        ＼
   社会保険料（所得依存）      リスク調整プレミアム
                 ／            ≠社会保険料
               ／                ＼
           個人 ──────────────→ 保険者
                  一律保険料        │
                                   │診療報酬
                                   ↓
                                医療機関
```

（出所）　筆者作成。

きまってくることによる．近年，この保険料の格差が顕著になってきており，2006年における定額保険料の最高額は1,172ユーロ，最低額は990ユーロと価格差は10％以上に達してきた（佐藤，2007）。保険者はリスク構造調整プレミアムと定額保険料でもって医療費給付をファイナンスする。

　このとき，支出の増加はリスク構造調整プレミアムに変更がない限り，定額保険料の引き上げによって賄われなくてはならない。この際，低所得者に対する配慮は保険者の責任ではない。スイスにおいても医療給付の増額は定額保険料の引き上げとリンクしている。低所得者への保険料の減免は求められていない上，公費の投入も期待されていない。いずれの保険者も医療費のリスク分担とその適正化の機能に特化できるのである。一方，わが国の公的医療保険者は社会連帯の機能も併せ持つため，保険料を引き上げるにも低所得者への負担の軽減措置が要請される。加えて，定額割・資産割・所得割の混在した保険料，及び公費を財源とするため，医療費支出が拡大したとしても，いずれの財源が増額されるのかは予め明らかではない。

　　　　定額保険料　＝　給付額－リスク構造調整プレミアム

　低所得者支援は政府の役割となる。保険者への支払いは定額でも，手当て給

付後の低所得者の負担は軽減される。スイスの場合，連邦と州政府が費用分担する形で，低所得者への保険料補助がある。保険料補助額は課税所得に応じて決まり，被保険者の3分の1あまりが受給する。ただし，所得基準，給付額等は州によって異なっている。手当のコストは州と連邦がシェアするが所得基準，給付額は州によって異なる。オランダでは単身かつ年間の（粗）所得が25,000ユーロ以下の世帯は最大400ユーロ，配偶世帯で年間の世帯（合算）所得が40,000ユーロ以下であれば最大1,155ユーロの手当が支給される。手当は実額ではなく「平均定額保険料」と規範的費用（負担可能なコスト）の差額に等しい。

表3-7 「プレミアム」の種類と機能

財源		機能
保険料	所得依存型	社会連帯
	リスク構造調整プレミアム	
	定額保険料	価格競争
公費	低所得者支援	再分配

（出所）筆者作成。

以上，「プレミアム」の種類と機能をまとめると表3-7のようになる。

4）リスク構造調整プレミアム

リスク構造調整は異なったリスク階層間の連帯（再分配）を確保する。保険者間競争のあるとき，保険者による「リスク選択」の誘因を抑制する狙いもある。こうした財政調整は原則，所定のフォーミュラに従った「包括払い」であり，実際の医療費に拠るわけではない。医療給付費のうち，リスク構造調整が補填するのは①加入者の健康リスク（年齢，過去の疾病，慢性疾患等）構造の差異を反映する部分だからだ。②保険者の経営能力・効率性の多寡による部分について，その是正は（定額保険料を通じた）保険者間競争に委ねられる（図3-4）。よって，保険者には医療費適正化への誘因が働くことが期待される。わが国でも前期高齢者（65歳-74歳）の医療費は保険者が（75歳未満）加入者数に応じて分担するなど，リスク構造調整が図られている。しかし，その財政調整は保険者の損失（負担の不均衡）を補うという意味で「現状追認的」に過ぎない。フランスでも農業者向けの強制保険加入者に高齢者が多いため，一般制度からリスク調整を行っているが，効率化を誘因付けるものではない。

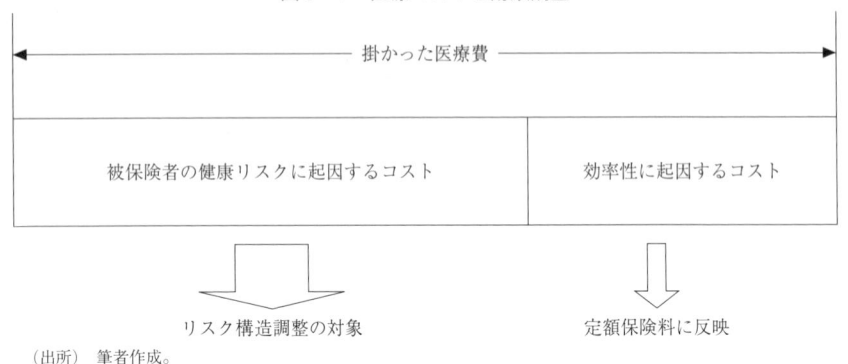

図3-4 医療コストと財政調整

掛かった医療費		
被保険者の健康リスクに起因するコスト		効率性に起因するコスト
↓		↓
リスク構造調整の対象		定額保険料に反映

(出所) 筆者作成。

　リスク構造調整プレミアムは年齢等被保険者「個人」の特性に応じた補助金であり、年齢構造等、被保険者「集団」の特性に応じた補償措置ではないことに留意されたい。したがって、個人の保険者間移動に伴いプレミアムの支払い先も変わってくる。移転は保険者ではなく、被保険者自身に付随するもの（Money follows people）と理解される。

　オランダにおいてリスク調整プレミアムが導入された1993年当時、リスク要因として考慮されていたのは、(i)性別と(ii)年齢のみであった。1995年以降は性別、年齢のほか、(iii)居住地、および(iv)身体障害の有無（1999年以降は雇用・社会保険給付の有無に変更）が加えられ、2002年には(iv)調剤（慢性疾患・外来治療のリスク調整）が、2004年には(v)過去の疾病（DRG）（入院治療のリスク調整）がリスク要因に織り込まれるなど、精度の改善が図られてきている（Van de Ven et al., 2004）。スイスの場合、リスク構造調整は性別と年齢に限定される。これは1996年の改革当初、保険者間競争を通じてリスク集団の偏りは自ずと解消されるとの見込みによる。しかし、実際のところ、保険者間でのリスク構造の差異は未だ解消されていない。加えて、スイスのリスク構造調整は州単位で行われる（財政調整が同じ州内の保険者間に限られる）ことから州間での格差は解消されない。社会保険としての連帯は州レベルに留まることになる。とはいえリスク調整の精緻化の努力が皆無なわけではない。リスク要因として

新たに前年の3日以上の入院率を加えることが検討されており，リスク構造調整を改善する効果が高いとの研究報告もある（スイス疾病金庫CSS談）。

スイスとオランダのリスク構造調整の違いは財源の流れに現れる。オランダの場合，被保険者は所得依存型保険料を医療保険基金に支払い，それを原資にリスク構造調整の移転が行われる。中央の基金を介するという意味で保険者間の財政調整は「垂直的」である。一方，スイスのリスク構造調整は保険者間で直接，「水平的」に行われる。疾病金庫は被保険者集団のリスク構造に応じて拠出ないし給付を受けることになる。拠出の原資は加入者から受け取っている定額保険料である。

ドイツのリスク構造調整は性別，年齢，障害年金の受給の有無，傷病手当金の請求の有無，家族被保険者数を反映する。2009年以降，「罹患率」も調整変数に加わる予定である。スイスと同様，「水平的」財政調整の形態をとるが，保険者に支払う保険料が所得依存型であるため疾病金庫の財務状況は被保険者の健康リスクのみならず所得水準の影響を被ることになる。したがってリスク調整は上記の変数に加えて被保険者集団の所得構造の差異も考慮に入れなくてはならない。被保険者の所得格差は重要で疾病金庫間の財政移転の7割あまりがこの所得変数に拠ると推計される（Buchner and Wasem, 2003）。なお，2009年からは疾病金庫加入者はリスク構造調整基金へ所得依存型保険料を支払い，疾病金庫は追加的保険料を加入者から徴収することになった。保険者間財政調整は水平タイプからオランダ同様，垂直型に変わる。

保険者間で対等な（Equal footing）な競争を確保するには，このリスク構造調整は全ての保険者に適用されてなくてはならない。この問題はドイツのように水平的財政調整と財政調整の対象にならない代替民間保険を抱えたシステムにおいて顕著になる。財政調整においてネットで拠出金を負担する疾病金庫は拠出義務のない民間保険者に対する価格競争力を失うことになるだろうからだ。ドイツの（疾病金庫の一つである）職員代替金庫はかつて健康リスクが低く所得水準の高い被保険者を多く抱え，高い社会的ステイタスを誇っていたが，リスク構造調整で拠出側に回った結果，保険料が増加してきた。若年の任意加入

表3-8　リスク構造調整の比較

	オランダ	スイス	ドイツ
財政調整方式	垂直的	水平的	水平的
リスク変数	性別・年齢・居住地・雇用・社会保険給付・調剤・過去の疾病（DRG）	性別・年齢	性別・年齢・障害年金の受給・傷病手当金・家族被保険者数・所得
備考	病院資本コスト分は過去の経費から算出。事後的費用分担もあり。	財政調整は州単位	2009年からオランダ方式に移行予定

（注）　オランダでは被保険者のリスク調整で勘案する医療コストを①外来（Outpatient care），②専門医治療（Specialist care），③病院コスト（経常費），④病院コスト（資本経費）ごとに算出する。上記のリスク変数が適用されるのは①～③であるが，一部に過去の経費を反映させる。更に外来と病院経常経費に係わる高額医療費（Outlier risk）を事後的に補填する仕組みもある。結果，保険者が負う財政リスクは医療給付費の53％（2004年）に留まるとされる（佐藤，2007）。
（出所）　筆者作成。

者はこうした疾病金庫に代えて保険料の安い民間医療保険を好む傾向がある（ドイツ民間医療保険DKV談）。実際，職員代替金庫は強制保険制度内では他の疾病金庫に加入者を奪われ，任意加入者をめぐっては民間医療保険への流出が続いている（田中，2006）。

オランダ，スイス，ドイツのリスク構造調整をまとめると，表3-8のようになる。

5）低所得者支援

わが国の市町村国保について低所得者の保険料は減免され，減収分を公費で補填する「保険基盤安定制度」（国が1/4，都道府県，市町村が各々1/4を拠出）も設けられている。一方，オランダ・スイスでは低所得者の負担軽減は彼らへの対人給付（直接補助）の形をとる。

財源の最終的な帰着だけを考えれば，①保険者に低所得者への保険料を減免させ国庫負担で補填するのも，②低所得者向けの対人給付をするのも同じことである。しかし，次の点で保険者支援と対人給付は異なる。第一に保険者が低所得者の保険料減免を行うとすれば，保険者は加入者の所得を正しく捕捉する責任を負うことになる。しばしば低所得者をターゲットとした対人給付につい

てはその所得捕捉の難しさから政府にとって執行が困難とされる。しかし，低所得者向けの保険料減免は保険者に対して同じ難問を課す。わが国の市町村国保は均等割以外に所得や資産を基準に保険料を徴収している。上記のように保険料の減免措置もある。真に所得捕捉が難しいとすれば，それは対人給付への批判ではなく，現行制度自体の見直しを迫るものであろう（岩本，2006）。第二に個人単位での移転であれば医療給付費の増額に対する責任の所在も明確になる。保険者は保険の原理に従って定額保険料の引き上げで対処すればよいからだ。低所得の被保険者への配慮（再分配）は彼等の責任ではない。保険料の上昇が低所得者に過重な負担になるというならば，政府が政策（政治的）判断として対人給付の金額を引き上げ，あるいは所得基準を緩和すればよい。加えて，一旦，保険者に公費を投下するならば，保険給付費の増加に際して保険者は公費による補填の拡大を期待するかもしれない。医療費適正化の努力が阻害されるだろう。第三に対人給付が保険料の実額を費用分担するのではなく，一括（見込み）払いである限り，低所得者は同じ質のサービスであれば安価な定額保険料を提示する保険者を選択する誘因は失われない。保険者間の価格競争を損なうことなく，公平に配慮した制度といえる。

　フランスでは2000年の普遍的疾病給付法（CMU）において一般財源や補足的医療保険の売上げ課税（2.5％）を財源に低所得者に対して無料で補足的保険提供している。わが国では混合診療の解禁に対して公的医療保険給付が縮小する（あるいは先端医療や新薬が自由診療のままになる）結果，自由診療部分を民間保険でカバーできない低所得者が必要な医療サービスにアクセスできなくなるといった批判がある（無論，混合診療が禁止されているならば，高度先進医療は順次，公的給付の対象となることが見込まれる）。しかし，患者の選択肢を拡げつつ，公平な医療給付を確保するには，CMUのように低所得者による補足型保険の購入を補助するのも政策のあり得る選択肢であろう。

第Ⅱ部　次世代型医療制度をささえる仕組み

表3-9　各国の医療保険制度改革の特徴

	スイス	オランダ	ドイツ	フランス
基礎（強制）保険制度における保険者間競争の促進	○（1996年～）	○（1992年～）	○（1996年～）	×
医療費総額管理目標	×	×	×	医療保険支出全国目標（ONDAM）（1995年～）
保険者機能の強化	団体交渉に代えて医療機関との個別交渉も選択可	DBCによる病院予算交渉（2007年20%→2011年には70%）等	家庭医モデル、疾病管理プログラム等の参加加入者へのボーナス提供（2004年～）など	（集団として）開業医の診療報酬（CCAM）への決定権有り、償還率も∓5%変更可能（2004年～）。
補足・補完保険	基礎（強制）保険と補足保険の一体提供		疾病金庫による補足保険の販売、民間保険との連携（2007年～）	大手共済組合による強制保険の給付管理
低所得者対策		低所得者への定額保険料補助（対人給付）		CMUによる補足保険の保険料補助

（出所）筆者作成。

7　わが国の医療制度改革への適用可能性

　ここまで欧州4カ国（オランダ，スイス，ドイツ，フランス）の医療制度とその改革の現状・方向について概観してきた（表3-9）。このうちオランダ・スイス・ドイツの3カ国は改革の範囲とスピードに違いこそあるが，計画・統制から競争原理へ医療制度の転換を図ってきたことが特徴として挙げられる。また，被保険者の自由選択により保険者は従来の職域・地域的諸事情（党派性・労使関係等）から切り離され，健康リスク管理に専念することが可能になる。実際，オランダ・スイスの強制保険は保険のカバー，保険料の支払い，保険者の選択ともに企業（職域）からは独立している。定額保険料に関しては雇用主

表3-10 欧州4カ国の改革とわが国への適用可能性

医療的提供体制	機能分化と連携	「個人医療情報制度」(フランス)
	診療報酬制度改革	セクター2医師による超過請求(フランス)
医療保険	競争原理	被保険者の保険者選択(ドイツ・オランダ・スイス)
	労使関係からの分離	
	保険者機能強化	医療機関との交渉・契約(スイス・オランダ) プライマリー・ケア集団との契約(スイス)
	連帯・再分配	リスク構造調整 低所得者向けの保険料補助(スイス・オランダ)
民間保険の活用		補足・補完型保険の拡充 保険給付業務の委託(フランス)

(出所) 筆者作成。

負担がないため労働コスト増と直結することもない。医療への国の統制を強めたフランスでも疾病金庫の運営を労使から専門家(事務局長)にシフトさせてきた。わが国では解雇や転職,(正規と非正規の間で)雇用形態が変わるたびに公的医療保険も変わるほか,親が保険未加入のため,その子供に医療保険が適用されないという事態まで生じている。オランダやスイスのような①雇用関係から分離した,かつ②個人単位の強制保険はこうした問題への対処となるはずだ。子供の保険料は福祉の観点から税金(公費)で負担すれば良い。

いずれの国の制度改革も未だ試行錯誤の過程にあり,医療の質を損なうことなく医療費をコントロールする「決め手」には欠いている感がある。とはいえ,集権・統制システムを原則としてきたわが国の医療制度のあり方を見直す上で示唆を与えるものである(表3-10)。たとえば,今後,医療機関の連携を進めていくには,フランスの「個人医療情報制度」のような情報共有システムは不可欠となる。セクター2への超過報酬は医師への技術料としての役割を果たすだろう。スイスやオランダのように公的(強制)医療保険の提供を競争原理(保険者間競争)導入の上,民間保険者に担わせることもあり得る。「管理競争」を中長期的な制度改革と位置付けるとしても,公的保険制度で民間の管理運営能力を活用することは現行制度の枠内でも可能だろう。上述のようにフランスでは大手の共済が補足的医療保険の給付と強制保険の給付の合計を一括して仮

払いする業務などを請け負っている。管理競争が念頭においているのはマネジド・ケア型の保険プランである。とはいえ，マネジド・ケアに対しては医療行為への保険者の介入を強めるものとして医師・医療機関からの反発が予想される。そもそも専門的な知識を要する医療を保険者が直接管理することは（少なくとも当初は）難しい。であればスイスのMEDIXのように一般（プライマリー・ケア）医集団が病院等医療機関を選別し，保険者がこの医師集団と契約を交わす形態もありうる。（受診前に症状を保険者に確認する）コールセンター・プランも医療への患者のアクセスを阻害することなく無駄な受診を抑えるだろう。助言を受けられる患者にとっても安心感など便益がある。

　競争原理＝営利の追求・格差助長として医療の質の確保や公平なアクセス等公共の福祉目的に相反すると見なすとは早計である。改革の多くは社会連帯を原則とする社会保険制度の枠内で競争メカニズムを活用してきた。オランダ・スイスでは低所得者に対する手当を施すことで定額保険料の負担軽減が図られている。フランスのCMUは保険料補助により低所得者の補足保険の購入を支援している。わが国のように保険者に保険料を減免させ，その減収分に公費を投入するのではなく直接的に低所得者を支援することはリスク分担と連帯の機能を分離（前者を保険者に，後者を政府に割り当てる）するとともに，責任の所在を明確にできる。

　リスク構造調整も効率化への誘因を損なうことなく社会保険としての連帯を確保する機能を担う。この財政調整制度は原則，「包括払い」であり保険者の損失を事後的に補填するシステムではない。リスク構造調整をうまくデザインすれば，リスク選択（クリーム・スキミング）を避けつつ競争を促進できる。わが国でも保険者（市町村国保・組合健保）から高齢者医療への拠出がなされている。また，国の財政難のおり，厚生労働省は2008年度予算において社会保障費の増加を2200億円抑制する目標達成のため，政府管掌健康保険への国庫負担を1000億円削減し，その分を健康保険組合に750億円，共済組合に250億円それぞれ肩代わりさせる方針を固めた。しかし，こうした財政移転は「裁量的」で損失補填の性格が強く，制度への不信を高めることはあっても効

率的運営を促す仕組みにはなっていない。

　無論，一連の医療制度改革が期待通りの効果を発揮しているわけではない。多くの国々では法定給付が一律に決められ，医療の質に対する保険者の裁量（具体的には医師・病院との直接交渉や選別など）が限られているのが現状であり，結果，保険者間競争が保険料の引き下げに偏る傾向が見受けられてきた。リスク構造調整の不完全性もあり，健康リスクの高い被保険者を回避するリスク選択の事例も多い。スイスにおける Daughter Funds の活用などはその一例である。こうした被保険者への不利益を除くには，（リスク構造調整の精緻化は当然のこと）保険者をモニターする制度が必要となるだろう。米国では全国品質保証委員会（NCQA）や米国利用監視認証委員会（URAC）といった自主運営の認可機関がヘルス・プランの質の監視を行っている。また，スイスでは，政府と非営利機関が医療プランの質，特徴，費用に関する比較情報を広めることによってこの問題に対処してきた（OECD, 2004）。

　競争原理への批判はわが国の現行体制を肯定するものではない。医師・診療科の不足は計画・統制システムの中で起きている。医療資源配分の効率化を促す（ミクロ効率性を改善する）メカニズムが欠如した状態では，たとえ医療費総額を増やしてもニーズに応じた医療サービス提供が実現するとは考えにくい。過剰な検査・投薬など医療費の無駄も解消できないだろう。医療の質も高まらず医療制度への信認も得られない。社会保険における相互扶助・連帯の原則を堅持しつつ，医療制度に競争原理を導入，強制保険と民間補足・補完保険との「棲み分け」を図った欧州の医療制度改革にはわが国も学ぶところが多いように思われる。競争原理を米国流の市場原理と混同する向きもあるが，欧州諸国の目指した管理競争は自由放任と同じではない。政府には法定給付の決定，リスク構造調整プレミアムの設計，保険者・医療機関の監視など（Enthoven のいう「スポンサー」としての）機能が求められている。わが国の文脈でいえば，病床規制や保険医の認可等，従来の許認可行政（事前的規制）から医療保険・サービス提供市場への監視，警告といった事後的規制に重点を移す必要がある。しばしば，制度改革プランは現行の政治過程（医師・保険者，官僚・政治家等当

事者の利害関係）を制約として，達成可能性を優先するあまり現実迎合的・妥協的になる傾向が見受けられる。結果，国民にとって改革の目的・方向性が不明瞭となり不信を招くばかりか，社会保障制度の将来への予見可能性も高まらない（かえって不確定要因を増幅しかねない）。

　言うまでもなく医療制度改革は1日1年でなるものではない。「次世代型」の医療制度を目指すならば，改革のビジョンと方向性（欧州制度改革でいえば，競争原理の活用と連帯の堅持）を明らかにした上で，10年～20年のスパンでみた改革の工程表が打ち出されなくてはならない。改革プランは包括的，かつ急進的であっても，その移行過程は（改革を構造改革特区等一部地域で先行させるなど）漸進的でありうる。この工程表には保険者の当事者能力，市場監視・低所得者の所得捕捉等政府の管理能力，被保険者への情報開示・啓発といった改革プランが機能するための「前提条件」の整備を含む。実際，最初に管理競争型改革を唱えた「デッカー・プラン」から第2層の民間保険と疾病金庫を統合したオランダの2006年改革までは20年あまりの歳月が過ぎている。この間，同国では第1層（AWBZ）と第2層の役割分担（1990年代当初は第1層を拡充することで基礎保険の確立が図られた），定額（一律）保険料と所得依存型保険料の比率，リスク構造調整プレミアムをめぐって試行錯誤があった。しかし，左派・右派いずれの政権の下でも管理競争の原則がブレることはなかった。高齢化の進むわが国において求められているのは増加する医療費や財政難への場当たり的な「対症療法」ではなく，包括的なビジョンであり，その方向性に対する超党派的な合意であろう。

参考文献

伊奈川秀和，2006，「フランスの社会保障財政改革」，『フィナンシャル・レビュー』，第85号，88-112頁．

稲森公嘉，2003，「フランスの医療保険制度改革」，『海外社会保障研究』，145号，26-35頁．

尾形裕也，2003，「社会保障医療制度の国際比較（収斂と発散）：ISSA Initiativeにおける研究動向を踏まえて」，『海外社会保障研究』，145号，5-13頁．

笠木映里「論説：公的医療の給付範囲」『法学協会雑誌』123巻12号, 124巻1,2,4,5,6号, 2006年─2007年.

加藤智章, 2007,「フランス社会保障制度を考える視点」,『海外社会保障研究』, 161号, 4-25頁.

小林一久, 2006,「ドイツにおける社会保障制度改革の現状」,『フィナンシャル・レビュー』, 113-134頁.

佐藤主光, 2003,「保険者機能と管理競争──オランダの医療保険制度改革を例に」, 国立社会保障・人口問題研究所編,『選択の時代の社会保障』(第10章所収), 東京大学出版会, 207-230頁.

佐藤主光, 2005,「保険者機能と管理競争：ガヴァナンス改革の観点からの分析と提言」, 田近栄治・佐藤主光編著,『医療と介護の世代間格差』, 東洋経済新報社.

佐藤主光, 2007,「医療保険制度改革と管理競争──オランダの経験に学ぶ」,『会計検査院研究』, 36号, 41-60頁.

柴田洋二郎, 2006,「フランスにおける医療保険制度改革の動向──近年の改革による一般化の実現」,『海外社会保障研究』, 157号, 60-70頁.

田中耕太郎, 2003,「独の医療保険制度改革」,『海外社会保障研究』, 145号, 14-25頁.

田中耕太郎, 2006,「独医療制度にみる『連帯下の競争』のゆくえ」,『フィナンシャル・レビュー』, 80号, 4-32頁.

広井良典, 1998,『医療保険改革の構想』, 日本経済新聞社.

広井良典編著, 1999,『医療改革とマネジドケア』, 東洋経済新報社.

本田達郎, 2007,「フランス医療制度改革の現状と課題──フランスの社会保障改革が日本に示唆するもの(上)」,『社会保険旬報』2330号, 12-20頁.

山崎泰彦・尾形裕也編著, 2003,『医療制度改革と保険者機能』, 東洋経済新報社.

Enthoven, A. C., 1988, *Theory and Practice of Managed Competition in Health Care Finance*, North Holland.

Lamers, L. M., R. C. J. A. van Vliet, and W. P. M. M. van de Ven, 2003, "Risk adjusted premium subsidies and risk sharing: Key elements of the competitive sickness fund market in the Netherlands", *Health Policy*, 65(1), pp. 49-62.

OECD, 1995, New Directions in Health Care Policy, *Health Policy Studies*, No. 7, OECD.

OECD, 2004, Private Health Insurance in OECD Countries, OECD.

OECD, 2006, Switzerland, OECD Reviews of Health Systems, OECD.

Van de Ven W. P. M. M ed., 2003, Special Issue: Risk Adjustment in Europe, *Health Policy* Vol. 65(1).

Van de Ven, W. P. M. M., and R. P. Ellis, 2000, Risk Adjustment in Competitive Health Plan Markets: in A. J. Culyer and J. P. Newhouse eds, *Handbook of Health Economics*, vol. 1

(A), North-Holland.

Van de Ven W. P. M. M., R. C. J. A. van Vliet and L. M., Lamers, 2004, "Health Adjusted Premium Subsidies in the Netherlands," *Health Affairs*, Vol. 23 No. 3., pp. 45-55.

第4章
保険者機能の強化について

1　はじめに

　公的医療保険制度における保険者機能の議論が日本においてなされてから10年以上が経過した。この間，さまざまな議論や関連する制度改正が行われてきた。しかしながら，保険者機能の強化に向かうような改革は行われないと指摘する議論もある。医療にかかわる現在の日本での議論はさまざまな種類の医療供給の確保の議論であり，保険者機能については一見議論の俎上に上っていない。しかし，供給体制確保の機能は，保険者機能の範疇に入り得るものである。

　医療供給体制については，現在医療崩壊とも言われている。昨今，国際比較の観点から日本の医師数をはじめとする従事者数の少なさを批判的に検討する議論もあるが，医療制度の整備の戦後目標である「全ての国民が公平に必要な医療を受けることができる」という点はかなりの水準まで達成されてきた。[1]

　現状で，医療供給確保を難しくしている要因は複数ある。医師について言えば，医局人事に依存する形で維持されていた病院も多い。医局人事についてはそもそも批判もあったが，卒後臨床研修制度が実施された2004年以降は，大学医局への入局者が激減した。現時点ではすでに卒後臨床研修制度第一期生が研修を修了しているが，この影響が持続している部分があると考えられる。[2]他方，小児科・産婦人科・救命救急などの特定の診療科については，訴訟のリスクが高まったことが影響しているという意見が当の医療従事者の側から提起さ

れている（小松，2007）。

　このように，地域医療の崩壊とも言われる状態は，地域的な要因によるものと全国的な要因によるものとに分けられる。全国的である要因による医療供給確保の困難は中央での大きな制度改正によらねば状況を変化させることは難しい。他方，地域的に要因に濃淡があるものや，要因に違いがあるものについては地域的に対応することが好ましいであろう。これは医療（保険）制度において，医療供給確保のみならず保険加入者の医療受給管理などの面も含めて，一律な施策によって対応されるべき課題と地域単位で対応されるべき課題があることを示唆しているように思われる。

　このような医療（保険）制度をより効率的に運営していくための手法の一つとしての保険者機能の発揮について本章では検討していく。上に述べてきたような医療供給体制の確保についても，保険者が関わる範囲と責任の拡大により改善が図れる可能性がある。さらには，解決すべき課題によっては，政府と全ての保険者で一律に対応すべき場合と地域ごとの保険者集団によって個別に対応するべき場合があることが述べられる。もちろん，無条件に保険者機能に依存するべきであると考えるものではない。保険者機能が発揮される前提となる補助的な制度整備が行われることが条件となる。保険者機能とその発揮される条件について理論的に検討することが本章の内容となる。

　本章は以下において次のように構成される。次節においては保険者機能について説明する。第3節においては保険者のあり方としての都道府県単位での運営について議論する。第4節では，保険者機能の強化の議論においてよく取り上げられるIT化とコスト削減について批判的に検討する。最後の節では現状を踏まえた保険者機能のあり方の将来展望について述べる。

2　保険者機能——再考

　医療の問題を考える場合にもっとも重要なことは「情報の非対称性」の問題である。情報の非対称性とは，たとえば医師と患者を比較する場合，医師の方

が患者よりも医療サービスなどの情報を豊富に持っていることを意味する。医療サービスに関する情報について提供者と利用者の間に差がある場合は，サービス提供者が機会主義的な行動を取ろうとすることを抑止できない可能性がある。これは医療経済学においては医師誘発需要仮説と呼ばれるものである。実際に，医師には専門家としての厳しい倫理規範が課されていることや，リスクが顕在化しないための予防的な（防衛的なとも言われる）医療をどのように評価すべきかという点があり，どこからが医師誘発需要なのかを弁別することは難しい。[3]

　他方，ほとんど議論されていないが，医療提供者に医療サービスの説明責任を課される場合には「情報の非対称性」を解消するために多くの費用を医療提供者が負うことになる。会計上の費用として計上されなくとも，医療提供者が診療の際に患者に説明する時間が長くなることは医療提供者がその時間に行おうとしていた他の業務をあきらめることになり，機会費用が発生する。とくに説明責任が医師に課される場合には，医師の時間当たり賃金は他の職種に比較すれば非常に高いので，機会費用は非常に高いものとなる。

　よって医療提供者が情報の非対称性によって機会主義的な行動を取るかは明らかではないがそれ以外の理由もあり，何らかの方法で情報の非対称性が解消される必要がある。もちろん，情報の非対称性を解消することによる便益とそのためのコストがバランスする必要がある。より多く情報の非対称性が解消されるためには，そのコストが安い主体がその任にあたる必要がある。そこで出てくるのが保険者である。以下，その理由について一般的な患者の受診行動を想定しつつ説明する。

　患者が医療機関を受診した場合に診療内容に関する情報は患者に伝えられる。また，その内容は当該患者の受診した医療機関に所在する。診療内容の情報は，カルテに記載されている情報と，診療報酬の請求のためにレセプトに記載されているものに大別できる。レセプトに記載されている情報は保険者に伝達される。他方，医療機関を受診しない保険加入者の（医療機関を受診していないという）情報や健康診断による情報は保険者に蓄積されている。また，当該患者が

他の医療機関を受診した場合や，家族の医療機関受診情報なども保険者に集まってくる。このため保険者が患者の情報を，現状では全てではないにせよ，一番多く保有し得る立場にある。

　診療は医師と患者の信頼関係の下に行われることが重要である（医療法第1条の2第1項）。他方，医療機関に日常受診しない保険加入者にとっては，自分の症状やケガをどのような医師に診療してもらうべきか明らかではないし，そもそも医療機関の受診の仕方もわからない場合もあるかもしれない。[4]現状では，医療機関を受診した患者に対するこのような教育的な観点からの作業を医療機関・医療従事者に全て受診時点で担わせている状況である。保険加入者に対してこのような医療（制度）の基本的な知識を与えることは必要であるが，それを医療機関が担うことは本来業務とはいえないであろう。このような重要だが基礎的な情報提供作業は政府が行うよりもより加入者に近い保険者が実施すべきであろう。

　他方，患者の受診行動についての情報を医療機関のレセプトから把握することができる。この情報を集積することにより患者の受診行動に関する情報が得られることになる。これらの情報の流れの背景には患者の受診行動や医療機関の費用請求などがあるが，これらをまとめて図示すると図4-1のとおりとなる。

　これまでの医療制度においては行政が規制などのルールのみならず，医療費の支払額なども診療報酬の決定を通じて全て決めている状態であった。全国一律で制度を運営していく場合には，極めて効率的なシステムである。しかしながら，医療・介護の問題において顕著に現れるように地域ごとに異なる状況に対応するには，より地域的に分権化された形の意思決定が行われる必要がある。このためには，中央政府ではなくより保険加入者や医療機関に近い存在になり得る保険者が政府の担ってきた役割を背負う必要がある。

　もちろん地域的な要因を考慮して医療制度を運営していくことを考えるのであれば，中央政府ではなく現状の都道府県などがその任に当たると考えることは論理的には可能である。他方，現状としての都道府県は医療保険者ではなく

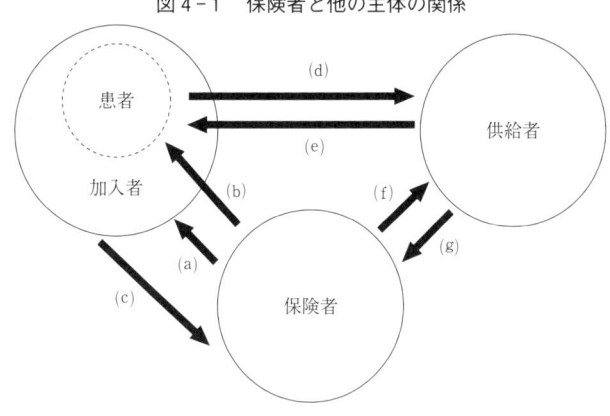

第4章 保険者機能の強化について

図4-1 保険者と他の主体の関係

行政＝審判・ルールメーカー

(a)加入者管理，保険料の賦課・徴収　(b)サービスに関する情報提供，適切な受診行動の勧奨　(c)保険料の納付　(d)サービスの利用，自己負担の支払い　(e)サービスの供給　(f)医療費の審査・支払い　(g)医療費の請求

(出所)　筆者作成。

特定の疾病にかかる医療給付事務等を行っているのみであり，現実にそのような業務に就くことは効率的ではないように思われる。

　このように保険者がその機能を発揮することが望まれることとなるが，では保険者が発揮する機能とはなにかについて定義を与えておこう。

　保険者機能：「医療制度における契約主体の1人としての責任と権限の範
　　　　　　　囲内で活動できる能力」

　図4-1で示されるように，保険者にはさまざまな業務がある。これらは日常的な保険給付にかかる業務であるが，これらの日常的な業務から情報が生成されてくる。この情報を生かした活動を行うことこそ保険者に本質的に求められるものであろう。(5)

141

3　保険者の規模と運営

　（医療）保険が成立するためには大数の法則が成立しなければならない。一定程度の加入者がいなければ，医療保険の最大の機能であるリスク分散機能が発揮できないためである。医療保険の規模についてはこれまでも検討されてきた。たとえば，健康保険組合連合会（1998）はレセプト件数を元に保険数理の観点から分析を行い，適正な保険者規模を算出している。また，山田（1997），岸田（2002）は国民健康保険の保険者規模について検討している。山内（2006）は介護保険者の規模を検討している。これらの研究では，一致して，現行よりも大きな，加入者の人数が多い，規模となることにより事務コストが低くなることを指摘している。すると，どの程度の規模が望ましいのかという点が次の疑問となる。大数の法則からは規模は大きいほど良く，結果として全国でひとつの保険者とすることが望ましくなる。

　もっとも，全国一律の保険者であることを望ましいと考えるのは，保険料・保険給付の対応関係だけを考えた場合である。医療保険の場合に重要であることは，給付が現金給付ではなく現物給付であることである。上にも述べたように，保険給付が現物給付であることは医療供給の確保，保健事業の実施なども保険者の業務となる。これらを前提とすると，全国一律の単一保険者が望ましいかは明らかではない。

　医療サービス提供体制の一つの単位は二次医療圏である。二次医療圏は地理的に近接する複数の市町村のまとまりである。47都道府県ごとに358（2007年3月31日現在）だけ設定されている。二次医療圏はほぼ入院医療が完結する単位とされている。一次医療圏は市町村であり，外来医療が完結する単位である。三次医療圏は都道府県とされ，結核等の特殊な医療や救命救急医療が完結する単位とされている。このため，高次の医療機能までが都道府県で完結することとなる。さらに言えば，各種の保健医療関連の行政的な計画も都道府県単位で策定されている。列挙すれば，表4-1のとおりである。

第4章　保険者機能の強化について

表4-1　都道府県が策定する保健医療関係計画

計画名	根拠法
医療計画	医療法
都道府県医療費適正化計画	高齢者の医療の確保に関する法律
都道府県介護保険事業支援計画	介護保険法
都道府県がん対策推進計画	がん対策基本法
都道府県老人福祉計画	老人福祉法
都道府県健康増進計画	健康増進法
都道府県地域福祉支援計画	社会福祉法

(出所)　筆者作成。

　この議論から保険者の規模について考えると，医療サービス供給を計画的に確保する役割を果たすという観点からすれば，保険者の規模は都道府県単位であることが望ましいこととなる。⁽⁷⁾

　他方，保健事業が対人サービスであることはより小さな保険者の規模であることを意味するかもしれない。健康に関する情報は個人情報の中でもとくにプライバシーの感覚が強くもたれるものである。健康を改善・維持するために行われる保健指導などは，個人の健康情報によって行われるため見ず知らずの個人よりは顔見知りの関係の方が利用者の安心感が得られる可能性や，保健指導に対するコンプライアンスが高くなる可能性もあるかもしれない。⁽⁸⁾このような点を踏まえると，保険者は市町村程度の単位の方が好ましいかもしれない。⁽⁹⁾

　保険者の規模がどの程度であるかはおくとしても，一定の地域単位で運営される必要があると考えられる。その場合に問題になるのが，古くて新しい問題である「医療費の地域差」と地域ごとの所得水準の差，高齢化率の差をどのように考えるか，という点である。

　後の二点については地域的に運営される医療保険者の責に帰されるべき点ではない。旧老人保健法体制下では国民健康保険に加入している高齢者数が多かった。この状態を老人保健制度は，税財源とともに国民健康保険を含む各医療保険者からの拠出金によって高齢者に対する医療給付を賄っていた。各医療保険者の拠出金は当該医療保険者の一人当たり老人医療費と老人加入率によって

143

決定されていた。他の条件を一定とすれば，老人加入率が低い保険者ほど拠出金の負担額が高くなるように制度が設計されていた。それゆえ，高齢化率については一定の範囲で調整が行われていたと言えよう。都市部には相対的に若年層が多く居住し，非都市部に高齢者層が相対的に多く居住することを踏まえれば，高齢化率に応じた再分配は地域間再分配をも意味している。

所得水準に応じた再分配としては，たとえば，政府管掌健康保険の老人保健拠出金部分に対して行われていた公費負担がその一つとして考えられる。組合健康保険の方が平均的な標準報酬が高かったが，組合健康保険の老人保健拠出金部分に対する国庫負担は行われていなかった。それゆえ，政府管掌健康保険の老人保健拠出金部分についての国庫負担は再分配の一貫として捉えることが可能である。

また，政府管掌健康保険は2008年10月より保険者が国から全国健康保険協会となり，都道府県単位の財政運営を行う。都道府県単位で医療費水準を反映した保険料率を設定することとされているが，都道府県ごとの年齢構成や所得水準について政府管掌健康保険制度内で調整が行われる。これも当然地域間における所得再分配となる。

他方，国民健康保険制度の範囲内においても所得に応じた再分配が行われている。これは表4-2のとおりであり，地域の所得水準にかかる財政調整制度は大きく分ければ4種類にまとめられる。

療養給付費負担金は国民健康保険の被保険者については，社会保険における事業主が存在しないため負担されるという説明がなされている。しかしながら，経済学的には事業主負担は被用者の福利厚生費に含まれる部分であり，被用者の賃金から負担されているとみなすことが可能である。このため，事業主負担の代替物として療養給付費負担金を捉えることには無理があり，国民健康保険の財政的脆弱性を補完するために負担が行われていると見るべきであろう。財政調整交付金は国によるものと都道府県によるものがあるが，これは名称どおりに地域の財政能力（所得水準）を調整するものである。保険基盤安定制度は低所得者の数や保険料軽減額に応じて国や都道府県が市町村保険者を支援する

表4-2 国民健康保険制度における負担能力にかかる財政調整制度

	名称	内容
①	療養給付費負担金	給付費等の34％を国が負担する
②	国財政調整交付金	給付費等の9％を国が負担する。
③	都道府県財政調整交付金	給付費等の7％を国が負担する。
④	保険基盤安定制度 （保険料軽減分）	保険料（税）の減額相当額等の一定割合を公費で補填する。負担割合は都道府県が3/4，市町村が1/4である。
	（保険者支援分）	保険料軽減被保険者数を乗じた額の1/2の範囲内の額を，一般会計から繰り入れる。負担割合は国1/2，都道府県1/4，市町村1/4である。

（出所）筆者作成。

ものであり，これにより低所得者の保険料負担の軽減を図ること，それによる市町村保険者の財政負担を軽減することを目的とするものである。保険財政共同安定化事業は2009年度までの時限的に市町村による法定外繰り入れ分に対して交付税措置を行うものである。これは地域の所得水準のみならず医療費額にも応じた補助とみなすこともできるであろう。

医療費水準に応じた財政調整制度は表4-3のとおりにまとめられる。基準超過費用額共同負担金は医療費が構造的に高い市町村に対して医療費安定化計画を作成させた上で，とりわけ医療費の高い市町村について，高額となっている部分について国・都道府県と共同で負担するものである。もっとも，共同で負担するとはいえ，市町村の公費繰入負担は2/3となるため，医療費が高いことに関する市町村に対するペナルティとして機能することが想定されていると考えられる。

高額医療費共同事業および超高額医療費共同事業は高額な医療費が発生した際の再保険である。保険財政共同安定化事業による交付税措置は2009年度までの時限的措置である。医療費に関する財政調整を行うことは概念的には再保険である。[10]保険にはリスク回避を行うインセンティブを減少させる効果（モラルハザード）がある。このため，全ての医療費に関して再保険を行えば保険者がリスクを回避する行為，保健事業などを積極的に実施するインセンティブが

表4-3　国民健康保険制度における医療費水準にかかる財政調整制度

	名称	内容
①	基準超過費用額共同負担金	指定年度における実際の給付費が，基準給付費の1.17倍の額を超える場合，その超える額（基準超過費用額）について，実績給付費3%を限度として，指定年度の翌々年度において国，都道府県および市町村がそれぞれ1/6ずつ共同で負担する。残りの1/2については市町村が公費を繰り入れる。
②	高額医療費共同事業	都道府県単位で1件80万円以上の高額医療費の負担額について負担額を調整する。負担割合は国1/4，都道府県1/4，市町村1/2である。
③	超高額医療費共同事業	1件420万円以上の超高額医療費の負担額について負担額を調整する。都道府県国民健康保険連合会の拠出による国民健康保険中央会の実施する事業である。
④	保険財政共同安定化事業	国民健康保険財政の健全化に向けた市町村一般会計からの繰出しについて，所要の地方財政措置を講じる事業である。

(出所)　筆者作成。

低下する。もっとも，医療費が高額となる疾病は稀少なものが多いと考えられるため，再保険の有無に関わらず保険者の努力によって疾病の発生をコントロールできないことも考えられる。再保険がより有効に機能するためには，その対象となっているものの性質を精査していく必要がある。

4　IT化とコスト削減

　保険者が情報化投資を行うことは必然的に保険者や制度全体の運営コストを引き下げるわけではない。IT機器を用いて膨大なデータから効率的に有益な情報を抽出し，それによって意思決定・行動が迅速に行われ，その行動が成果を発揮することによってコストが削減される。
　一つの事例として，資格過誤による審査支払組織から医療機関へのレセプトの返戻状況を観察してみよう。図4-2は支払基金による返戻の推移，図4-3

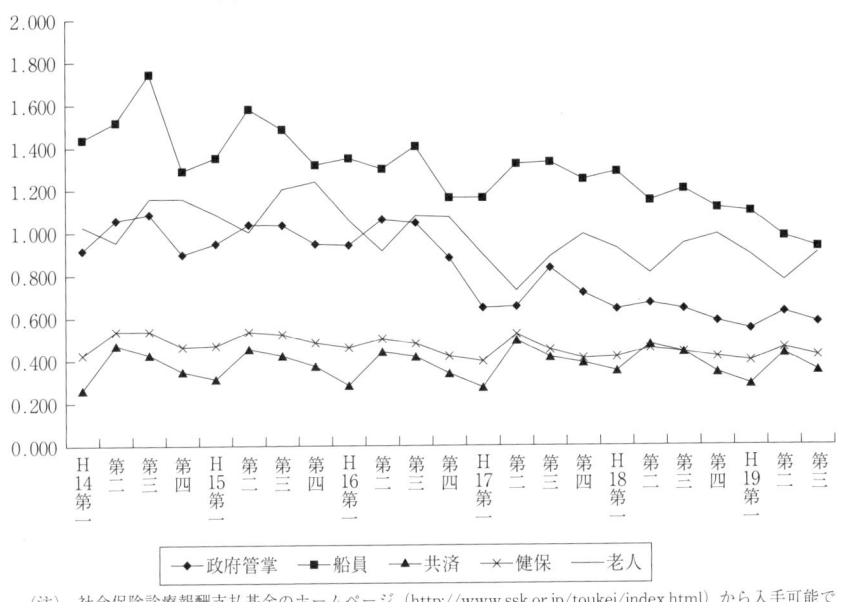

第4章　保険者機能の強化について

図4-2　支払基金からの資格過誤返戻件数率

(注)　社会保険診療報酬支払基金のホームページ（http://www.ssk.or.jp/toukei/index.html）から入手可能である（最終確認：2008年9月17日）。
(出所)　社会保険診療報酬支払基金「審査状況の概況」。

は国保連合会からの返戻の推移である。それぞれ入院・入院外の請求件数に対する資格過誤の返戻件数の割合を％表示で示したものである。

　図4-2に示されるように，支払基金は政管，船員，共済，健保，老人，の審査を行っている。共済や健保組合加入者分については観察期間中にある程度一定の，相対的に低水準になっている。船員や政管については低下傾向にあるが，共済や健保組合の水準よりも高い。

　図4-3の国保連からの資格過誤返戻については現在の状況が如実に現れていると考えられる。老人医療受給者についてはおおよそ1％未満で推移していると考えられるが，一般被保険者については1.5％を超える水準であり，しかも減少傾向にあるとはいい難い状況である。これは，国民健康保険加入者の流動性が高いことを意味していると考えられる。近年の国民健康保険は非正規就業である若年層の加入者が増えているとされている。そのような流動性の高い

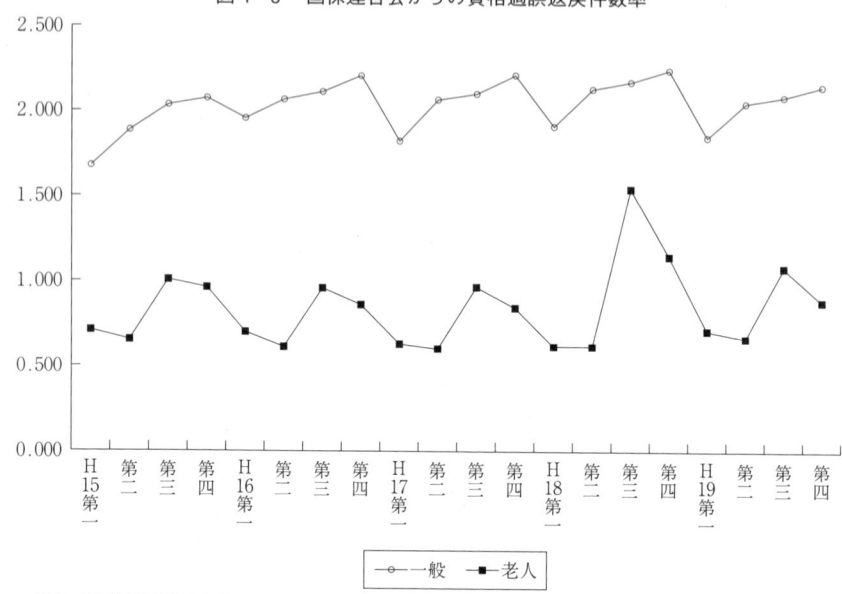

図4-3　国保連合会からの資格過誤返戻件数率

(注)　国民健康保険中央会のホームページ（http://www.kokuho.or.jp/shiryou/sinsa/index.html）から入手可能である（最終確認：2008年9月17日）。
(出所)　国民健康保険中央会「国保連合会審査支払業務統計」。

層が加入すると資格確認事務が増大するためにこのような結果となったと考えることが自然である。

　資格過誤による返戻は，医療機関受診時における患者の保険加入資格情報が保険者の保有している情報と異なることにより発生する。この期間においてはすでに多くの保険者がデータをコンピュータ処理していると考えられ，船員保険や政管健保では資格過誤による返戻が減少してはいるものの，実際に資格過誤による返戻が請求件数の0.4％から1％の間の比率となっている。率としては低いとも考えられるが，請求件数が膨大であるため，返戻件数も膨大となる。

　レセプトの返戻は保険者にも事務負担を与えるが，医療機関に対してより大きな負担を与えると考えられる。一つは医療費の支払が遅れることであり，もう一つは医療費の支払の前提となる本人の資格確認を医療機関が実施しなければならないという点である。受診が継続している場合にはそれほど大きな問題

ではないかもしれないが，受診が終了している場合には患者が医療機関に積極的に出向くインセンティブは小さく，資格確認作業にかかる医療機関のコストが大きくなると考えられる。

　結局のところ，個別の保険者においてIT化を進めても，制度全体として情報を管理する体制になければ，全体としての効率化は達成できないこととなる。この点を改善するためには社会保障番号制度の導入などが必要であるとされるが，個人情報の保護が課題となる。個人情報の厳格保護は重要であるが，それと保険者間の加入情報がスムースに伝達されなければ医療機関にコストが転嫁されることは踏まえなければならない。保険加入者の異動情報が常にリアルタイムで異動に関わる保険者間で共有されれば資格過誤による返戻はなくなる。[11]

　さらに，保険者のIT化が事務委託によってなされている場合について，若干触れておく。一般に加入者管理や給付管理などの日常業務について保険者がその業務を外部機関に委託しているケースは多いものと考えられる。日常業務が定型化されて低いコストで委託されることは保険運営効率化の観点から望ましい。しかしながら，定型的な業務を定型的な契約で委託することが保険加入者に関する特別なデータ分析を行う場合の足枷になることは避けられるべきである。たとえば，日常業務として管理委託している加入データ・レセプトデータなどを保険者自身が使用するためにCSV形式などで委託先業者から保険者に提供される場合に非常に高額の費用を請求されることは保険者機能の発揮の観点からは望ましくない。日常業務の効率的な執行も重要であるが，加入者の受診行動などについて新しい知見を得ることも保険者として重要な機能だからである。

　また，保有しているデータを分析するところまでを委託する場合もよく見られる。しかしながら，分析結果をどのように解釈するべきか，それによってどのような事業を行うべきか，という点については保険者自身が内部で考えなければならない。このような点を見据えてデータ分析を委託しなければ委託事業自体の目的が明確化されないこともあるが，保険者として何をすべきか検討することを外部に委託しなければならない状況であることは保険者自身の存在

意義を揺るがすものと言うべきであるからである。

5 結語——将来に向けて

　本章では保険者機能について大きな論点を取り上げてきた。これらの論点については今後の検討課題であるものも多い。そこで，保険者機能に関する将来の課題を検討したい。第一に保険者機能を発揮する誘因が保険者に存在するか，という点である。保険者が機能を発揮するための一つの方法は保険者を加入者が選択できるようにすることである。ただし，公的医療保険制度において保険者選択制を導入していたドイツではリスク選択が激しくなった（田中，2006）ことなどから保険者に対するインセンティブの与え方として保険者選択制以外の方法を検討する必要がある。

　一つの方法は保険者に対する補助金の削減である。とくに国民健康保険については，多種の補助金が投入されていることが第3節にて示された。この他にも，政府管掌健康保険についても老人保健拠出金にかかる部分の補助金が投入されていた。これらの保険者に対する補助負担金を削減していくことにより保険者がより強いコスト意識を持つと考えられる。もちろん，より強いコスト意識を持っても医療サービスの費用や質をコントロールする手段を持たなければ単に保険者の財政を悪化させるに過ぎない。このため，補助負担金を全廃することにより全ての問題がすぐに解決できるとは言えない。インセンティブの強さ，保険者の財政状況，保険者の持つ権限，最終的な医療サービスの供給・質の確保に与える影響など他の制度改正においても検証される点を踏まえて実施される必要がある。

　また，補助負担金を削減するのではなく，補助金の補助の仕方を工夫することにより，保険者努力を促すことも考えられる。たとえば，単にかかった医療費に対して補助するのではなく，全国平均値の基準医療費に基づいた補助を行うことが考えられる。医療費が高い地域については，医療費の使い方について当該地域の保険加入者が事実を把握し，対応策を当該地域の保険加入者が考え

ていくことにより，利用者の意向に沿って保険者が努力していく素地も生まれると考えられる。

　保険者の財政状況を安定化させるためには保険者規模の拡大が必要であることが第3節にて述べられた。他方で，保健事業などはヒューマン・サービスであることからより小さい保険者の単位で実施されるほうが望ましい場合が多いことも述べられた。これらを両立する方法があるか，という点は興味深い課題である。一つの方法として考えられるのは，生命保険などに見られる団体加入制度を模したシステムである。国民健康保険を例としてあげれば次の通りである。現行の制度では，再保険などの制度はあるが，市町村が保険者である。これを都道府県単位の保険者規模とし，そこに市町村単位で加入する。保健事業などによる医療費適正化の効果も参照しつつ，当該市町村の集団としての保険料率を定める。この場合，保険としてのリスクプールの規模は確保されつつ市町村単位で大規模な場合よりも効率的な形での保健事業も行われる。保健事業などの医療費適正化効果に応じて保険料率が割り引かれるのであれば，市町村全体として効率的に医療費を使用するインセンティブが存在する。市町村全体として医療費適正化が求められるのであれば，個々人に医療費適正化が求められる場合よりは高リスク者がリスク選択的な行為に直面する可能性は低くなる。

　この方法は健康保険組合の規模を拡大する場合にも使用できる論理である。健康保険組合の場合，保険運営が企業経営と密接に関連している。保険料率，事業主負担割合の設定や保健事業の重点課題など多くの点が人事施策などオープンにし難い企業経営戦略と関連している可能性がある。しかしながら，健康保険組合の収支を均衡させるという点は共通しているはずである。それゆえ，共通のリスクプールを設定してそれに対して拠出し，個別組合の支出目標値を下回った場合には一定割合が返済される形での統合も考えられ得る。もっとも，企業の場合，事業所が異なる都道府県にまたがることは自然に見られる。そのため，地域単位の統合がどの程度できるか，独自に十分なリスクプールができる大企業がこのスキームに参画しない可能性が高い，などの課題もある。

　保険者機能の発揮による改革では保険者の事務処理費用が当然増大するとい

う側面がある。医療費を効率的に使用するために過大な事務費用が発生することは本末転倒である。ただし上述したように，本来業務である医療行為以外に医療機関が担ってしまっている部分がある。医療機関が担うべきではないものについては保険者が分担するべきであろう。しかしながら，このような部分の事務負担額がどの程度に上るかはわかっていない。保険者機能の発揮による改革により，保険者の事務管理費用が増大したとしても，医療機関の本来業務外の作業や費用が減少する可能性がある。それゆえ保険者機能の発揮策については保険者の費用増大分のみならず，医療機関の費用減少分を踏まえて検討する必要がある。

この点は保険者機能発揮による医療制度改革を行う場合の本質的な論点が含まれている。保険者機能発揮による医療制度改革に関するこれまでの議論においては，改革において医療機関がどのような位置づけになるのかについて明確ではなかった。保険者機能の発揮による医療改革において医療機関は改革の主体ではないものの，改革によってその本来業務に集中でき，本来業務外の事務コストから解放されるという意味で改革から便益を受ける客体と位置づけられるべきである。言い換えれば，保険者や加入者だけが便益を受けるだけの改革ではなく，医療機関も改革からメリットを受けなければ保険者機能の発揮による医療改革とはならない。保険者の負担が減り，医療機関の負担が増えるのであればそれは単なる負担の付け替えに過ぎないからである。

本章の内容は執筆者の個人的な見解であり，所属する組織の見解と必ずしも一致するものではない。

注
(1) これまで医師数は医学部の入学定員によって事実上の規制をされてきたが，病床数は医療法の改正による地域医療計画の導入まで規制がなかった。このため，労働よりは病床という資本に偏った医療提供体制整備がなされてきたともいえる。終戦直後は戦時中に医師専門学校（医専）により育成された医師が多数おり，ハコモノを作って医師に診療を行う場を確保することは効率的な施策であったと考えられる。

(2) 医局人事から臨床研修制度への移行によって大きな影響を受けた病院があるが,基本的には毎年7,000人近くの医師が卒業しているため,臨床研修医としていずれかの医療機関で臨床を行っているはずである。臨床研修医がその指導医と同様の水準で診療が行えるわけではないが,人的資源として一定の役割を当該臨床研修病院で果たすと考えられる。臨床研修病院間や非臨床研修病院との医師数の差異がどのような実態にあるか,その要因は何かを検討することはこの問題を考えるためには重要であると思われる。もちろん,臨床研修の修了者の就業動向次第によっては,今後全般的な医師不足感が解消される可能性はある。

(3) 学術面でもデータを用いた実証分析において議論が分かれている。

(4) このように書くと大げさのように思われるかもしれないが,実際のところ,医療機関では窓口負担を支払わなければならないこと,時間外診療の場合には預け金が必要な場合があること,検査結果がすぐには判明しないため待ち時間が必要である場合があること,等々の医療機関受診時の基本的な知識を持たない患者層が少なくない規模となっており,それがいわゆる「モンスター・ペイシェント」などと呼称されるケースになっている場合も多いのではなかろうか。

(5) 保険者機能について,保険者が実施する日常的な業務について述べた先行研究はいくつか存在する。よってそれらに関する具体的な点が知りたい読者はそれらの書籍等をご参照いただきたい。たとえば,山崎・尾形 (2003) 参照。

(6) ある個人が病気や怪我をする理論的確率がある一定値である場合,観察される人数が多くなれば病気や怪我をした人数の比率が理論的確率に近づく。

(7) 保険者規模が全国単位よりも小さくなることにより失われる保険の安定性が許容範囲にあることが条件となる。

(8) 精神疾患などについては,顔見知りの関係よりも見ず知らずの保健医療関係者に相談したり保健指導を受けたりする方が好ましいと考える利用者もいるかもしれない。しかしながら,多くの地域包括ケアが都市部よりは小規模の自治体において有効に行われていることを考えれば,このような事例は例外的なものと考えるべきであろう。

(9) これらの点を踏まえた保険者の規模のあり方については結語において述べられる。

(10) 基準超過医療費共同負担制度は,医療費の高い地域については市町村の負担が大きくなるので,再保険とはなっていない。

(11) もちろん,保険制度が一元化され,医療機関受診時に自己負担を徴収する必要もなくなれば医療機関は資格確認問題から解放されることとなる。どちらの方が制度変更のコスト及び変更後の制度運営コストが安いか,は検討される必要がある。

参考文献

岸田研作,2002,「国民健康保険の事務費と規模の経済」,『日本経済研究』,No.45,

246-261頁.

健康保険組合連合会，1998，『健康保険組合の適正規模に関する調査研究事業報告書』平成9年度特別保健福祉事業.

小松秀樹，2007，『医療の限界』，新潮社.

田中耕太郎，2006，「ドイツ医療保険改革に見る『連帯下の競争』のゆくえ——公的医療保険における保険者選択制とリスク選択」，『フィナンシャル・レビュー』，No. 80, 4-32頁.

山内康弘，2006，「公的介護保険の事務費と規模の経済——全国保険者のパネルデータによる分析」，『日本経済研究』，No. 55, 99-110頁.

山崎泰彦・尾崎裕也編著，2003，『医療制度改革と保険者機能』，東洋経済新報社.

山田武，1998，「国民健康保険の総務費と規模の経済の検討」，『国民健康保険と地方財政に関する研究』，(財)財政経済協会.

第5章
医療保険者による保健事業への取り組みの意義と効果

　日本では，2008年度から特定健診・特定保健指導が医療保険者に義務づけられた。これは，40〜74歳の加入者（被保険者および被扶養者）を対象として，メタボリックシンドロームの診断と早期介入を行うものである。これ以前にも保険者が人間ドック等の健診を補助したり，健康教室を開催するなどの例はあったが，今回の制度は全国の保険者に一律に義務付けられている点や実施状況に応じて後期高齢者医療支援金の負担が変化することなどが新たな点である。

　保健事業により疾病発生の予防や早期発見ができれば，これを実施しない場合と比較して健康状態の改善が期待できるだけでなく，重篤な疾病にかかる医療費の抑制を図れるかもしれない。このことは保険者へのメリットともなり得る。

　本章ではまず，保健予防事業として，一次予防，二次予防，三次予防の役割と，集団アプローチ，高リスクアプローチについて述べる。次いで，米国における保健予防事業の取り組みとして，マネジド・ケアでの取り組みや疾病管理活動を取り上げる。さらに日本での取り組みとして，2000年度から実施している健康日本21，2008年度にスタートした特定健診・特定保健指導の意義を考える。また保健予防事業を行うには，その効果の検証が必要である。そこで保健予防事業の評価のあり方と事例について述べる。最後に保健予防事業と保険制度のあり方，民間事業者の役割について考察する。

1　保健予防事業

1）予防

　一般に保健予防事業は，一次予防，二次予防，三次予防の三つに分けることができる。一次予防には，健康増進（Health promotion），健康保護（Health protection），疾病予防（Disease prevention）が含まれている。健康増進は個人の生活習慣の改善などを通じて，より健康な状態を得ようとするものである。適度な運動をしたり，規則正しい食生活を実践するなどして，健康状態を改善する。一般的に注目される生活習慣は，運動，栄養，そして禁煙である。健康保護は主に環境における危険因子の削減である。職域や地域における事故の防止や食物等の安全などが含まれる。疾病予防は，ワクチン接種等の感染症予防などが含まれる。また循環器疾患の予防などには肥満の解消なども重要であるため，これらのアプローチは相互に関連しあっていると考えられる。

　二次予防は，病気の早期発見，早期治療である。早期発見としては健康診断等を通じて多数の対象者の中から少数の患者を発見するための精度が重要である。また，早期治療はこれにより治癒の確率が高くなることや，重症化を防止する観点から重要である。しばしば早期治療を行うことにより，それまで医療を受けていなかった人が対象となるため，医療費負担が増えることが危惧されるが，重症化を予防することで節約できる部分もあり，また余命の延長などの効果が期待できるため，やはり早期発見・早期治療は重要であると考えられる。

　三次予防はリハビリテーションを中心として早期の社会復帰を促進したり続発する可能性のある疾患を予防したりすることなどが含まれる。

　保健予防事業のアプローチとしては，一次予防，二次予防，三次予防のどれも重要であり，二次予防における早期治療や三次予防の活動は，日本の公的医療保険においては，一般に医療給付範囲として捉えられている。したがって，通常の医療で提供される範囲を超えて予防活動として重要なのは，一次予防および二次予防における早期発見である。

2）予防のアプローチ

　予防のためのアプローチとして，集団アプローチ（Population approach）と高リスクアプローチ（High risk approach）がある。集団アプローチは集団全体を対象として危険因子を下げる方法であり，高リスクアプローチはより高い危険度を有する者に対して，その危険を削減することによって疾病を予防する方法である。高リスクアプローチの方が対象者が明確で取り組みやすい面もあるが，効果は限定的になる。一方，集団アプローチでは，広く集団全体に対して活動を行うため，多くの投資が必要になるとともに効果が現れにくいため，評価が難しい。

　予防活動としては集団アプローチと高リスクアプローチの両方が必要で，目的に応じて使い分けることが重要である。

2　米国での保健予防事業の取り組み

1）マネジド・ケア（Managed care）

　米国において1980年代ころからマネジド・ケアが広まってきた。マネジド・ケアは「医療専門職（医師）以外の人によって医療が管理化されたもの（田村，1999）とされている。実際に管理するのは保険者である。代表的な形式としてはHMO（Health Maintenance Organization）やPPO（Preferred Provider Organization）などがある。たとえばHMOでは，保険者が医療機関を設立あるいは契約することにより，被保険者は契約している医療機関のみ受診できるようにする仕組みを持っている。また提供される医療内容についても制限がされている。PPOはこれよりも緩やかな仕組みで，契約外の医療機関を受診することも可能である。ただし，保険料は一般にHMOの方が低額となっている。HMOは医療へのアクセス等の制限事項が多いため，近年ではPPOの方が主流となっている。

　マネジド・ケアのしくみでは，医療機関の受診を管理するための需要管理（Demand management）が重要である。そのため，予防接種や検診，健康教育

などに力を入れて取り組んでいる。これは従来の伝統的な医療保険ではカバーされていなかったものであるが、マネジド・ケア組織においては無料または低い自己負担で受けることができ、マネジド・ケア組織としても推奨している。またこれは被保険者全体への集団アプローチであり、保健予防活動を積極的に行うことにより、受診が抑制されれば医療費の抑制が可能になるという目的の他に、マネジド・ケア・プランの評判を高める効果も期待できる。米国における高齢者向けの医療保障制度であるメディケアにおいても、希望によりマネジド・ケア・プランへの参加ができるようになっており、一部のプランでは転倒防止用のバスマットや浴室用のイスを無料で進呈するなどの活動を行っているものもある。

2）疾病管理（Disease management）

予防活動として近年注目されてきているのは疾病管理である。主に慢性疾患を対象とし、疾病の重症化を予防するために住民や患者の自己管理をサポートすることで、総合的な健康改善とそれに基づく費用のコントロールを目標とするものである。米国のマネジド・ケアで用いられている他、ドイツでも保険者が積極的に取り組んでいる。疾病管理は疾病リスクを持つ対象者に対して、生活習慣改善や早期の治療管理を行うことにより、重症化を予防する。対象者を選別して適切なタイミングで取り組むという意味では高リスクアプローチであるが、同一対象者を継続して管理することから、一次予防、二次予防、場合によっては三次予防まで担当することになる。

米国の保険者や医療機関でよく対象とされているのは、喘息や糖尿病、高血圧症、高脂血症などである。これらの疾患は重症化すると健康状態の悪化や医療費負担が著しく増えるものである一方、高血圧症や高脂血症などは自覚症状がほとんどなく、治療に対するコンプライアンスも低下しがちである。さらに生活習慣の改善で疾患リスクを下げることも可能であることから、生活上の指導等も重要である。また集団アプローチと異なり、対象者が限定されるために、効果が現れやすいことも重要である。米国では、職場の変更などにともない加

入する医療保険が変わることもしばしばあり，また高齢者向けには連邦政府によると医療保障制度メディケアがあるため，各保険者とも加入中のリスクを下げることがより重要になる。

疾病管理の具体的なアプローチとしては，疾病ごとにプログラムを決め，実際のデータをもとに介入すべき集団の特定とリスクによる層別化を行い，リスクに応じて適切なタイミングと手法での介入を行うものである。米国では，疾病管理プログラムを請け負う事業者も多くあり，保険者や医療機関がこれらの事業者の協力を得て取り組む場合が多い。これらの事業者はさまざまな保険者と契約することにより，疾患別のデータを集約しプログラムを作成する。実績として，医療費の削減に貢献できることも報告されている。しかし，プログラム開始当初は効果が現れやすいものの，何年もプログラムを続けた際の効果は不明である。

3　日本での取り組み

1）健康日本 21

日本では，2000 年に国民健康づくり運動として，健康日本 21 がスタートした。その趣旨は，「健康寿命の延伸等を実現するために，2010 年度を目途とした具体的な目標等を提示すること等により，健康に関連する全ての関係機関・団体等を始めとして，国民が一体となった健康づくり運動を総合的かつ効果的に推進し，国民各層の自由な意思決定に基づく健康づくりに関する意識の向上及び取組を促そうとするもの」とされている。具体的な取り組みとしては，一次予防を重視し，(1)栄養・食生活，(2)身体活動・運動，(3)休養・こころの健康づくり，(4)たばこ，(5)アルコール，(6)歯の健康，(7)糖尿病，(8)循環器病，(9)がん，の九つの領域について地域ごとに活動計画を作成して実施する。

2010 年度を目途とした具体的な目標としては，たとえば(1)栄養・食生活であれば，目標の一つとして，「適正体重を維持している人の増加」が挙げられ，目標値としては，20～60 歳代男性の肥満者の割合を開始時の 24.3 ％から 2010

年には15％以下に，20歳代女性のやせの者の割合を23.3％から15％以下に，40～60歳代女性の肥満者の割合を25.2％から20％以下にといった目標が掲げられている。なお，開始時のデータは平成9年の国民栄養調査による数値であり，肥満とやせはそれぞれBMI（Body Mass Index）が25以上と18.5未満とされている。また(2)身体活動・運動については，「日常生活における1日あたりの歩数」を男性8,202歩から9,200歩以上に，女性7,282歩から8,300歩以上に，「運動習慣者の割合」は男性28.6％から39％以上に，女性24.6％から35％以上にといった目標が掲げられている。

2007年に公表された健康日本21の中間評価報告書（厚生科学審議会地域保健健康増進栄養部会，2007）によれば，先に挙げた具体的な目標の状況をみると，20～60歳代男性の肥満者の割合は29.0％，20歳代女性のやせの者の割合は21.4％，40～60歳代女性の肥満者の割合は24.6％となっている。また日常生活における1日あたりの歩数は男性7,532歩，女性6,446歩，運動習慣者の割合は男性30.9％，女性25.8％となっている。いずれの指標を見てもあまり改善されていないのが現状である。全体的な評価としても，「これまでの進捗状況は，全体として必ずしも十分ではない点が見られる」とし，課題として，集団的アプローチにおいては，ターゲットやプログラムが明確になっていなかったこと，高リスクアプローチとしては，医療保険者と市町村等の関係者の役割分担が不明確であったため，健診受診後の保健指導についても必ずしも十分には行われていなかったことなどが挙げられている。

2）特定健診・特定保健指導

健康日本21の理念は「自らの健康観に基づく一人ひとりの取り組みを社会の様々な健康関連グループが支援し，健康を実現すること」とされており，国民一人ひとりの自覚と取り組みが重要であるとされている。健康は本人や家族にとって重要であることは言うまでもないが，これまでの取り組み状況においては必ずしも大きな改善を得られていない。そこでもう一歩踏み込んだ実践として，2008年度から特定健康診査・特定保健指導が開始された。これは高リ

スクアプローチとして，メタボリックシンドローム（内臓脂肪症候群）に着目した健診および保健指導を医療保険者に義務づけるものである。これまで医療保険者は任意の保健事業として，人間ドック受診の支援や健康増進プログラムの提供などを行ってきたが，今回は項目を定めた健診およびその結果に応じたリスク分類に基づく指導が義務付けられた。対象者は各医療保険の40〜74歳の被保険者で，保健指導には，メタボリックシンドローム該当者の他，その予備群も含まれる。費用負担は主に医療保険者が負担する。財源としては被保険者による保険料負担の他，一部公費による負担もある。また，医療保険者によっては一部自己負担が必要となる場合もある。

具体的な健診項目は，問診，身体計測（身長，体重，BMI，腹囲），血圧，理学的検査（身体診察），尿検査，血液検査（脂質検査，血糖検査，肝機能検査）であり，その結果に基づいて，情報提供を行う群，動機付け支援を行う群，積極的支援を行う群に分類される。保健指導は，医師，保健師，管理栄養士等が行い，動機付け支援では初期の面接指導の後，6カ月後に実績評価を行うが，積極的支援では3カ月以上にわたり，面接や電話，メール，ファックス，手紙等の手段を用いて重点的な指導を行う。

特定保健指導による健康状態改善のエビデンスとしては，厚生労働省の資料によれば，国保ヘルスアップモデル事業を含むいくつかの取り組みについて，指導の結果メタボリックシンドロームの該当者および予備群が減少していることが示されている（表5-1）。しかしこれらの研究の多くは重点的な保健指導の前後での変化を捉えたものであり，エビデンスレベルとしてはあまり高いものではない。

3）生活習慣改善プログラムの評価

健診を実施するだけでなく，保健指導を行い，生活習慣の改善をすることは大いに意味があることであると考えられる。しかしながら指導プログラムの評価は必ずしも十分に行われていない。医療における介入の評価としてエビデンスレベルが提唱されている（表5-2）。一般にエビデンスレベルが高いとされ

表5-1 特定保健指導による健康状態改善のエビデンス

	リスクなし	予備群	該当者	保健指導の内容
社会保険健康事業財団健康増進コース・フォローアップコースの結果（メタボリックシンドロームのリスク数に着目した集計）(N＝283)		72人→50人（31％減少）	53人→31人（42％減少）	・健診の結果，要保健指導となった者に対して一定期間を通じて2～3回の面談のほか，適宜，電話等による助言やフォローを実施。
あいち健康の森健康科学総合センターの研究（地域肥満者に対するメタボリックシンドローム対策の効果）(N＝59)	22人→26人	23人→19人（17％減少）	14人→5人（64％減少）	・地域におけるメタボリックシンドローム対策として，20～40歳代の肥満者（男性）を対象に，3ヶ月の期間中，メール等を使用して個別相談や助言，フォローを行うとともに，支援期間の開始時と終了時に2回の集団型教室を実施。
岩手県矢巾町（6ヶ月後）（国保ヘルスアップモデル事業）(N＝151)	106人→120人	24人→10人（58％減少）	21人→13人（38％減少）	・概ね6ヶ月間，月1回のペースで個別相談を行い，その間に集団健康教室2回，通信健康支援（支援レター）2回も併せて実施。
石川県小松市（平成15年度，6ヶ月後）（国保ヘルスアップモデル事業）(N＝226)	178人→198人	37人→17人（54％減少）	11人→6人（46％減少）	・「マンツーマン支援型」，「サークル支援型」，「通信支援型」による支援をそれぞれ6ヶ月間実施。 ・「マンツーマン支援型」では，生活習慣改善にむけ，自己管理ができ，自ら生活習慣改善に取り組める者を対象に1対1のカウンセリングを中心とした支援。
同上（平成14年度，6ヶ月後）(N＝169)	114人→132人	34人→22人（35.3％減少）	21人→9人（57％減少）	・「サークル支援型」では，仲間とともに生活習慣改善の継続をしていくことから，グループダイナミックスを活用したグループによる個別支援。 ・郵便や電子メール等の通信手段により，双方向性をもった個別支援。
試算の前提条件		30％	40％	

(注1) メタボリックシンドローム（内臓脂肪型肥満）の診断基準に基づき，リスク0～1，リスク2，リスク3～4をそれぞれ「リスクなし」，「予備群」，「該当者」と区分した。

(注2) 社会保険健康事業財団，岩手県矢巾町，石川県小松市，福岡県宇美町については，生活習慣病予備群（概ね老人保健事業における基本健康診査の結果の要指導者）に対する支援の結果を，メタボリックシンドローム（内臓脂肪型肥満）のリスク数に着目し再集計。

(出所) 厚生労働省（第1回保険者による健診・保健指導の円滑な実施方策に関する検討会，平成18年8月30日配付資料）。

表5-2 エビデンスレベル（米国医療政策研究局による分類）

	エビデンスの種類
Ⅰa	ランダム化比較試験のシステマティックレビュー
Ⅰb	ランダム化比較試験
Ⅱa	非ランダム化比較試験（コホート研究など）
Ⅱb	準実験的研究（アウトカムリサーチなど）
Ⅲ	非実験的記述的研究（ケースコントロール研究など）
Ⅳ	専門家の意見・権威者の臨床経験

（出所）筆者作成。

るのはランダム化比較試験である。これは，対象者を介入群と非介入群（コントロール）群に無作為に割り付け，プログラム実施後に効果を判定するものである。さらにこのような研究が複数ある場合にはこれらの研究結果を統合するシステマティックレビューのアプローチがなされる。介入前後で比較する場合には，周囲の環境，たとえば喫煙できる場所が限定されてきたりといった要因にも影響されるため，純粋に介入の効果を検証することが困難である。また平均への回帰の問題もある。これはたとえばある時点で血圧測定を行い血圧値が高かったとしても，血圧値のようなものは日々変わるものであり，ある時点で値が高くても日常的に高いとは限らない。そのような対象者に介入を行うと，たとえ介入の効果がなかったとしても再度測定する際には集団の平均値に近づいている場合がある。これは偶然前回の測定の際に値が高かっただけで，他の機会に測定すれば低いこともあり得るという例である。そのため，検査結果に基づき集団からリスクの高い人を選別し，保健指導等のアプローチを行うと，一般に検査結果は良好な方へシフトするが，どこまでが指導の効果かという検証が難しい。

　日本でも生活習慣改善プログラムの評価として，対照群をおいた研究がいくつか行われている。コレステロール値220mg/dl以上の者を対象に職域で行われた生活習慣改善指導プログラムの評価（高田・前田・新野ほか，2003）では，重点的に指導を行った群と指導を行わなかった群で比較し，指導を行わなかった群ではコレステロール値に改善が見られなかったのに対して，指導を重点的

に行った群では改善が見られたとしている。ただし，対象数が少ないことや介入群・対照群の割付は無作為に行われていないことに注意が必要である。より大規模な研究として，企業でのTHP（Total Health Promotion Plan）に参加した1,655人を，BMIおよび年齢でマッチングさせた同数の対照群と比較する研究がある（Moriguchi, Takeda and Suzuki et al., 2007）。ここでは，THP群において血圧や過剰飲酒者数が低下し，栄養スコアが改善したことが示されている。しかし本研究でも介入群と対照群の割付が無作為になされているわけではない。病院の生活習慣病外来で行われた運動療法指導の影響の評価研究（高田・新井・井村ほか，2008）では，参加者の同意を得たうえで，介入の強化群と標準群に無作為に割り付けて評価している。その結果，強化群で運動量の増加が見られたが，例数が少なく，血糖値やコレステロール値等では差が見られていない。地域において糖尿病予防の介入を月2回（強力介入）と月1回（通常介入）に無作為に割り付け，評価した研究（栗山・島津・實澤ほか，2006）では，強力介入群で通常介入群よりも体重の減少が大きかったが，こちらも例数が少なく，血糖値での改善はみられていない。

　生活習慣改善プログラムの評価を適切に行うためには，よりエビデンスレベルの高い方法で評価することが重要である。そこで，2005〜2006年にかけて実施された生活習慣改善プログラムのランダム化比較試験研究を紹介する（福田ほか，2007）。これは，大学等の研究者グループが参加して実施されたもので，コレステロール高値者を対象として，生活習慣改善プログラムを実施し，10カ月間での体重および総コレステロール（Total cholesterol，以下TC）値の変化を指標としてその効果を検証したものである。研究対象者はA社従業員のうち，TC値が220mg/dl以上で医師の定期的な治療を受けていない男女を対象として参加者を募集し，研究参加への同意が得られた者に対して再度検査を行い，その時点でもTC値が220mg/dl以上であった者165名とした。再度検査を行っているのは，定期健診は対象者により時期がずれているため，時間が経過している場合があること，また前述の平均への回帰を考慮し，1測定時点での偶然の高値である対象者を避けるためである。対象者165名を介入群82名

と対照群83名に無作為に割り付け，対照群については同社内の労働衛生管理部門が通常の保健指導のみを行い，介入群についてはそれに加えて重点的な生活習慣改善プログラムを提供した．対象者数に関しては，生物統計専門家による例数設計を行い，同社の過去の健診結果から対象者のTC値の平均値240 mg/dl，標準偏差20 mg/dlと仮定し，非介入群でのTC値減少も考慮したうえで，介入群との差が8 mg/dl程度であることを検出するために，有意水準5％，検出力80％で必要症例数を算出し，1群110名，両群で220名と設計した．しかしながら，想定したよりも参加者が少なく，急遽他社へ対象を広げることも困難であったため，実際に分析できた症例はこれより少ないものとなった．

提供したプログラムの内容は，現在の生活習慣を質問票にて把握したうえで，面接により個別の身体活動や食生活等に関する目標設定を行い，2週間後の再面接で目標の実行可能な方向に見直しを行うものである．その後9カ月間にわたり，日々の身体活動や食生活等の目標達成状況を記録し，それに基づき保健師や看護師がメール，手紙等にて月毎に個別支援を実施した．観察項目として，開始時，開始後3カ月ならびに10カ月に検診を行い，体重，BMI，血圧（SBP/DBP），総コレステロール（TC），中性脂肪（TG），HDLコレステロール（HDL），LDLコレステロール（LDL），空腹時血糖（FBS），HbA1cを測定し，両群の平均値の群間比較を行った．

生活習慣改善プログラムの評価研究において，このようなランダム化比較試験は稀であり，対照群を設定することなどから，疫学研究倫理指針に則り，倫理審査委員会の承認を得たうえで，対象者からも文書で研究参加への同意を得て実施した．さらに，研究開始前に日本における臨床試験登録システムの一つであるUMIN-CTR（UMIN: University Medical Information Network, CTR: Clinical Trial Register）に登録をしたうえで実施した．過去において臨床試験は成績が悪い場合には，その結果が公表されないといったパブリケーション・バイアス（publication bias）の問題が指摘されており，これを改善するために，試験開始前に臨床試験登録システムに登録しておくことが求められている．

登録時の対象者の特性を群別に見ると男性が多く，平均年齢は42歳程度，

表5-3　10ヶ月での変化

変数	介入群 Mean	SD	非介入群 Mean	SD	P-value[a]
BMI	-0.65	0.99	-0.13	0.76	0.0004
体重	-1.86	2.87	-0.38	2.18	0.0005
収縮期血圧	-0.50	12.6	-0.23	12.2	0.89
拡張期血圧	4.50	10.8	4.88	11.1	0.83
総コレステロール	-4.25	23.7	-1.67	22.5	0.48
中性脂肪	-4.82	100.3	-7.73	131.7	0.88
HDLコレステロール	0.58	8.23	-2.44	7.45	0.02
LDLコレステロール	-4.21	22.65	0.62	23.6	0.19
空腹時血糖	-0.61	6.68	1.83	9.52	0.07
HbA1c	-0.12	0.14	-0.12	0.15	0.90

(注)　[a]：t検定
(出所)　筆者作成。

　体重，BMI値，TC値等に群間で有意な差はなかった。介入の主な結果は表5-3の通りであった。体重およびBMI値については介入群，非介入群ともに平均値が減少していたが，介入群の方が減少が大きく，統計的にも有意差が見られた。また，HDLコレステロール値については，非介入群で平均が減少しているのに対し，介入群では増加しており，これも有意な差が見られた。主たるエンドポイントであるTC値については，両群ともに平均値が減少し，減少幅は介入群の方が2倍程度と大きいものの統計的に有意差は見られなかった。また，プログラム終了時点でTC値が220mg/dl未満になっていた対象者の割合は，介入群で23.7％，非介入群で13.4％とこれも統計的有意差はみられなかったものの介入群の方が多かった。

　TC値の変化を登録時と介入後3カ月時点，終了時点で比較すると興味深い（図5-1）。どちらの群も介入後3カ月時点まではほぼ同じように減少している。さらにその後両群ともにTC値の平均が上昇する現象が見られるが，その上昇具合が異なっており，介入群の方が上昇が少ない。生活習慣の改善には本人の意識が大きく関わるため，このような評価研究に参加する対象者は改善に向けた意識が高い者が多いと考えられる。そのため，介入プログラムによらず，参加当初は大きな改善が見られたものと考えられる。一方，適切な生活習慣の

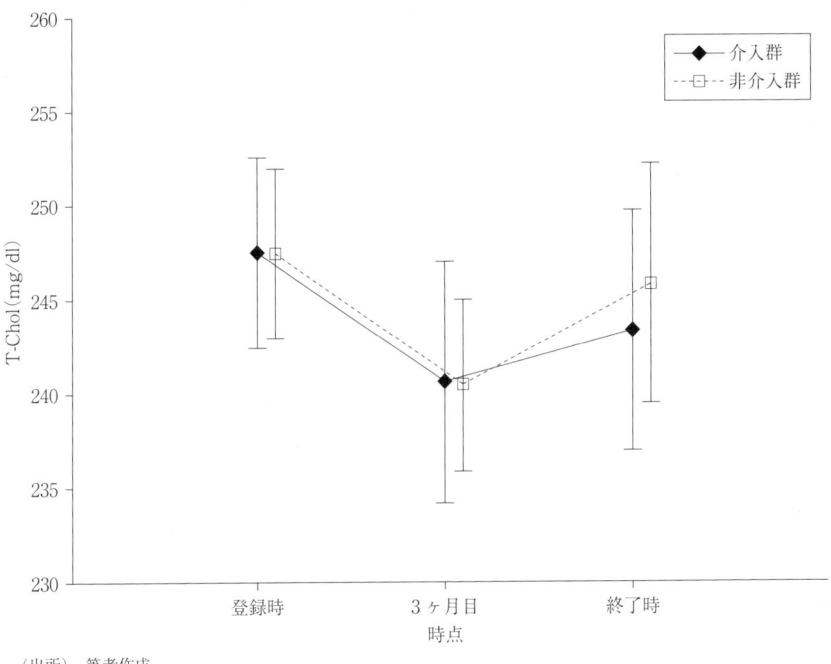

第5章 医療保険者による保健事業への取り組みの意義と効果

図5-1 総コレステロール値の経時変化

[図: 登録時・3ヶ月目・終了時における介入群と非介入群の総コレステロール値(T-Chol mg/dl)の経時変化を示す折れ線グラフ]

(出所) 筆者作成。

維持は大きな課題であり，しばしばリバウンドの問題として取り上げられる。より充実した生活習慣改善プログラムを実施することにより，リバウンドを抑制できるものと考えられる。一次予防としての生活習慣改善はその習慣が身につくことが重要であり，本研究では期間が限定されていることからこのような結果であったが，さらに長期的な生活習慣の違いを見れば差が開くことも予想される。

　予防による効果は検証しにくいことは確かだが，適切なデザインに基づいた評価研究が必要である。

167

4）保健事業と医療費

　特定健診および特定保健指導の実施は，これにより医療費の抑制を図ることが一つの目的である。しかし医療費は抑制できるのであろうか。医療経済研究機構が2004年度に行った研究（医療経済研究機構，2005）では，地域の政管健保加入者のレセプトデータと健診データがリンクできる者を用いて，健診データによる生活習慣病リスクと10年後の医療費の関連を分析している。10年の間をあけたのは生活習慣上のリスクが高いものがその時点で医療費が高いとは限らず，その影響は遅れて出てくるという想定のもとである。その結果，リスク要因数が多いほど1人当たり平均医療費が高いことが示されている。また，保健事業の実施と医療費の関連を分析した他の研究でも医療費削減が示されているものもある。

　ただし，保健事業と医療費の関連を分析するにあたっては，いくつかの注意が必要である。まず保健事業の実施のための費用は一般に医療費に含まれていない点である。これまでに医療保険者において実施されてきた保健事業や2008年度から実施されている特定健診・特定保健指導は原則として医療保険者が費用負担をするものの，医療給付の扱いにはなっていないため，医療費としてはカウントされず，国民医療費にも反映されない。保健指導はボランティアベースでできるものではなく，専門家が専門的なプログラムを用いて実施すべきものである。したがってここでの投資が必要であることには留意が必要である。また，健診を充実させることによって，治療が必要な状態の者が発見される可能性もあり，外来受診や薬剤等で一時的には医療費が増加することも懸念される。しかし，この医療費増加は，早期発見，早期治療といった二次予防によるものであり，これで重症化の予防ができるのであれば，将来的には医療費面での見返りが得られることも十分に考えられる。もう一つ注意が必要な点は，将来的な医療費を検討する場合に，他の疾患の医療費を考慮するかどうかである。特定健診・特定保健指導はメタボリックシンドロームを対象とするものであり，適切な介入を行うことで循環器疾患や糖尿病に合併する疾患の抑制が可能になると考えられる。したがって，介入を行わない場合と比較して，こ

れらの医療費は抑制できるかもしれない。しかし，他の疾患に罹患する可能性はある。また循環器疾患のリスクが軽減され，それにより期待余命が伸びたとすると，その延長した期間にも当然医療費がかかる。また社会保障費全体を考えれば，年金等の他の費用も発生するかもしれない。社会的な費用全体への影響を考えるのであれば，これらの費用を考慮することも重要であるが，これでは疾患のリスクを減少し，生存年数を伸ばすことが負担になると捉えられるため，適切とは思われない。また影響については，費用負担だけでなく，生存年数が延長するなどの健康影響への評価を考慮するべきである。そのような観点から取り組まれるのが医療技術の経済評価である。

生活習慣病の予防に関する技術の経済評価として，禁煙指導の評価が行われている。その一つとして，厚生労働科学研究費で行われた研究では，医療機関の外来受診者に対して禁煙指導を行う群と禁煙指導にニコチン補助療法を加えた群を，無指導または簡易指導群と比較した費用効果分析を行っている（福田，2006）。ここでは，費用として，介入のための費用と，これにより影響されると考えられる喫煙関連疾患の医療を考慮し，効果としては生存年数の延長を用いて，費用効果分析を行った。喫煙による影響は主に高齢になって現れるため，禁煙指導への参加を30～70歳の10歳きざみのいずれかの時点とし，マルコフモデルを用いてそれぞれ90歳になるまでの推計を行った。その結果，禁煙指導やニコチン補助療法を行うと一時的に追加投資が必要となるが，将来的には費用削減になることが示されている。生存年数は延長する効果が得られるため，このような政策は実施されるべきである。また仮に将来の医療費を考慮しないとしても，生存年数を1年延長するための追加投資は10万円～30万円程度であり，十分に投資に見合う結果であると考えられる。日本では2006年度の診療報酬改定において，ニコチン依存症管理料として，医療機関での禁煙指導およびニコチン補助療法が保険収載された。前年度に保険収載の可否を議論した中央社会保険医療協議会（中医協）においても本研究成果は提示され政策決定の参考として用いられた（福田，2007）。

生活習慣の改善とそれによる医療費への影響は一朝一夕に現れるものではな

いため，長期にわたる観察やモデルを用いた検討が必要となる。特定健診・特定保健指導の評価も適切な手法の開発が求められるところである。たとえば米国では，高齢者向けの医療保障制度であるメディケアにおいて将来的な医療費を予測するためのモデルとして，RANDが開発したFuture Elderly Model (FEM) がある (Goldman, Shekelle and Bhattacharya et al., 2004)。将来的な医療費には年齢別人口構成や疾病構造等が影響するが，それ以上に技術進歩の影響が大きいとされている。FEMでは文献レビューと専門家パネルによる評価を基に，不確実性を含みながらも技術進歩を予測し，治療だけでなく，予防や教育などの影響を検討している。わが国でもこのようなモデルを用いた将来予測が望まれる。

4　保健予防事業と保険制度のあり方

1）保健予防事業による保険者へのメリット

　保健予防事業活動は重要であるが，医療保険者がこれに取り組むメリットは何であろうか。予防のアプローチの中でも集団アプローチは対象者が多いため，成果が現れにくい。これに比べると，高リスクアプローチは対象者が限定され，具体的な取り組みが定められるため，評価もしやすく効果がわかりやすい。ただし，医療費への影響はすぐには現れないため，短期的には費用増加になる可能性もある。介入の費用を考慮しなければおそらく将来的な医療費削減が図れるが，介入の費用を上回る削減が期待できるかはわからない。したがって，単に医療給付の抑制のメリットだけからは医療保険者が取り組むインセンティブは弱いであろう。保健予防事業による影響を考える際には，医療費だけでなく，保健事業費も含めて，総合的に検討すべきである。また，保険者へのメリットを長期的に捉える場合には，どのくらいの時間で考えるべきかも重要である。健康保険組合等に加入している人がその加入期間にかかるであろう疾病を予防できるのであれば，その医療費支出が削減できるため，保険者にとっても直接的なメリットがある。しかし，高齢になって生活習慣病に罹患するのであれば，

その時点では後期高齢者医療制度の対象者あるいは前期高齢者の医療費財源調整を受けている可能性が高いため，保険者からみれば医療費支出削減にはならない。そのため，主に高齢になって発症する疾病の予防には消極的になるかもしれない。2008年度に開始された特定健診・特定保健指導においては，その実施率や成果に応じて後期高齢者支援金の額が10％の範囲で変動することになっており，2013年度から実施される予定になっている。これは高齢になって発症する疾病の予防にも保険者が積極的に取り組むようにするためのインセンティブであると考えられる。しかしたとえば，成果を評価するための指標としては，基準年度に対するメタボリックシンドロームの該当者・予備群の減少率が挙げられているが，これはおそらく基準年度にメタボリックシンドロームの該当者・予備群がどれだけいたかという集団のもとの状態に依存することから，評価が難しい。今後さらに検討が必要であると考えられる。

医療保険者におけるメリットとしては，まず被保険者の健康状態が向上すること自体を捉えるべきである。近年では生存年数の延長に加えてQuality of Life（QOL）を考慮した質調整生存年（Quality Adjusted Life Year：QALY）や障害調整生存年（Disability Adjusted Life Year：DALY）などの指標も用いられるようになってきている。このような健康指標をもとにその改善を図ることは保健予防事業の大きな目的である。また，健康であることから労働生産性の向上なども期待でき，医療保険者だけでなく，企業等における雇用者の立場からも望ましい点がある。

保健予防事業の評価を考える際には，単に将来的な医療費の抑制を目標とするのではなく，介入に対する費用，将来的に発生する費用，および健康状態の改善としての効果の全てを考慮する必要がある。

2）保健予防事業の費用負担

では，保健予防事業の費用負担は誰が行うべきであろうか。2008年度にスタートした特定健診・特定保健指導は主に医療保険者が費用負担をする。その財源は被保険者からの保険料である。これまでも医療保険者はいくつかの保健

事業を行っており，これらも同様の位置付けである。また，予防活動によっては自治体が負担するものもある。たとえば小児に対する予防接種は原則として自治体負担である。またがん検診等の検診についても自治体負担で行っている場合が多い。これらの費用を医療保険による給付に含めることは妥当であろうか。保険は本来確率的に発生するイベントに対して支払うものであるため，たとえば被保険者全てを対象とする検診等は医療給付の対象とは考えにくい。しかしこれにより医療費の抑制が可能になることは大いにあり得ることであり，医療保険者の負担として考えることは妥当であろう。また自治体が負担している予防接種等に関しても，たとえば麻疹（はしか）の予防接種をしないことにより罹患した場合にはその治療費は医療保険からの負担になるため，医療保険者が積極的に予防接種等の事業を行っても良いと思われる。諸外国で取り入れられているが，日本では実施されていない予防接種等もあり，これらの事業を自治体による負担ではなく，保険者の負担で実施していくことも検討に値すると思われる。

　高齢になって罹患することが多い疾患については，保険者への実施のインセンティブが弱いと思われるが，特定健診・特定保健指導においては，その実施状況に応じて各保険者が負担する後期高齢者医療支援金の額が変わることになっている。これは医療保険者に対して特定健診や特定保健指導を積極的に実施するインセンティブを与えるが，特定保健指導による効果はもともと集団の健康状態が良い場合には効果が現れにくく，また何年も続けていくと限界的な効果は減少することも考えられるため，このような指標で評価することには課題がある。

3）民間事業者の役割

　特定健診・特定保健指導は医療保険者に義務付けられたものではあるが，実施にあたっては，健診施設や企業等の民間事業者が重要な役割を担うと考えられる。日本政策投資銀行の試算によれば，特定健診は2,000〜3,000億円（現状からの増加は800〜1,400億円），特定保健市場は700〜1,400億円の市場規模

があるものと見込まれている。ここに民間事業者を活用することは医療保険者と事業者の双方にメリットがあると考えられる。民間事業者が得意とする領域として，まずリスク評価による対象者分類とそれに応じた対応が挙げられる。特定健診においてはその結果から対象者を情報提供群，動機付け支援群，積極的支援群に分類することになっているが，本来対象者の状態に応じたより細かな設定が望まれる。そこで，保険市場におけるリスク細分型の応用など，対象者の分類手法の活用が期待される。また，対象者への介入プログラムの作成も民間事業者の活動が期待される領域である。医療保険者において，医師や保健師等の医療専門職を雇用していることは稀であり，専門的なプログラム作成等は外部の専門家の援助を受けることが必要となる。民間事業者においては，これらの専門家を含め，多様な職種をそろえている。さらに疾患領域に特化したプログラムを作成し，さまざまな医療保険の被保険者に提供することもメリットである。現状の特定健診ではメタボリックシンドロームを対象としているが，これ以外にもがんや感染症等の領域で保健予防事業が重要であるものは多い。これら全てについて個々の医療保険者がプログラムを作成することは困難であるが，疾患領域に特化した事業者があればそこにさまざまな保険者からのデータを集約してプログラムを作成，評価することができる。これは米国で疾病管理プログラムの提供を行う事業者にもみられ，このような事業者にデータが集約されることにより，より適切なプログラム開発が可能となっている。また，データの取り扱いにすぐれていることも民間事業者のメリットである。効果的な保健予防事業を実施していくためには，健診や指導等のデータだけでなく，医療費支出などのデータを含めて分析することが重要となる。この作業は膨大なものであり，大量なデータの取り扱いに慣れている事業者の活動が望まれる。

　保健予防活動は，医療そのものではない。医療の提供は医療機関の医療専門職に委ねられることになるが，予防活動は医療機関で実施するものも含めて，民間事業者の活動によりむしろ効率化が期待できる領域である。医療保険者が中心となり，医療機関および民間事業者と共同で取り組んでいくことが望ましい。

第Ⅱ部　次世代型医療制度をささえる仕組み

5　おわりに

　特定健診・特定保健指導の開始により，わが国において保健事業が本格化されることになった。本章では，保健予防活動の意義，アメリカにおけるマネジド・ケアや疾病管理活動，わが国での「健康日本21」の経験を踏まえて，保健予防事業のあり方と保険者の役割について検討した。

　保健予防活動は，疾病の発生予防，早期発見，重症化予防などの観点から重要である。とくにこのなかでも，対象者を限定して重点的に管理する保健指導のような高リスクアプローチは重篤な疾病の発症予防という観点から重要である。ただし，保健予防活動の有効性の評価にあたっては，適切な研究デザインに基づく評価が必要であり，わが国ではまだ評価が十分に行われていないのが現状である。また，保健予防活動の影響を評価する場合には，これによる医療費への影響だけでなく，QALYなど生活の質を考慮した指標の改善を目的とすることが望まれる。保険者との関連については，特定健診・特定保健指導のように保健事業として位置付けて実践することは一つの方策であるが，保健予防活動の効果は時間を経て現れるものであり，保健事業に積極的に取り組むインセンティブ付けが重要となる。また事業にあたっては，民間事業者によるリスク評価・管理，さらに情報技術等を駆使した介入など積極的な役割が期待できる。

参考文献

田村誠，1999，『マネジドケアで医療はどう変わるのか』，医学書院．
厚生科学審議会地域保健健康増進栄養部会，2007，『健康日本21中間評価報告書』，平成19年．
高田康光・前田友希・新野真弓・礒田千賀・中西理恵子・藤沢雪美，2003，「健康測定を用いた40歳までの高脂血症対策」，『松仁会医学誌』，42(1)，47-53頁．
Moriguchi Jiro, Takeda Kazuo, Suzuki Nobuyuki, Ezaki Takafumi, Miyazaki Tadayoshi, Itoh Hiroshi, Ohashi Fumiko, Ikeda Masayuki, 2007, Possible Beneficial Effects of

Health Counseling, Given Less Frequently than Ordinary, on Blood Pressure, in *Industrial Health*, 45(4), pp. 564-573.

高田直子・新井龍・井村香積・作田裕美・坂口桃子・佐伯行一・柏木厚典,2008,「滋賀医科大学医学部附属病院生活習慣病外来の活動報告――運動療法指導における継続介入効果の検討」『滋賀医科大学看護学ジャーナル』,6(1),50-53頁.

栗山進一・島津太一・寶澤篤・矢部美津子・田崎美記子・物永葉子・境道子・三浦千早・伊藤文枝・伊藤孝子・矢部初枝・新田幸恵・鈴木玲子・藤田和樹・永富良一・辻一郎,2006,「適正減量を目指した糖尿病予防の個別健康教育における強力介入群と通常介入群の比較」『日本公衆衛生雑誌』,53(2),122-132頁.

福田敬ほか「コレステロール高値者への生活習慣改善プログラムの効果：職域でのランダム化比較試験」『日本公衆衛生学会抄録集』,2007,294頁

医療経済研究機構,2005,『政府管掌健康保険における医療費分析手法等に関する調査研究報告書』.

福田敬,2006,「禁煙補助療法の経済評価」,『厚生労働科学研究・第3次対がん総合戦略研究事業・効果的な禁煙支援法の開発と普及のための制度化に関する研究・平成17年度総括・分担研究報告書（主任研究者大島明）』.

福田敬,2007,「医療経済評価の政策利用について――禁煙治療の保険収載を例に」,『Monthly IHEP』,152,39-43頁.

Dana P. Goldman, Paul G. Shekelle, Jayanta Bhattacharya, Michael Hurd, Geoffrey F. Joyce, Darius N. Lakdawalla, Dawn H. Matsui, Sydne J. Newberry, Constantijn W. A. Panis, Baoping Shang, 2004, *Health Status and Medical Treatment of the Future Elderly Final Report*, RAND Corporation.

第6章
診療報酬制度における DPC 包括評価の意義

　国民皆保険制度を維持しているわが国の医療提供体制の改革を考えるうえで，医療保険のあり方，とくに診療報酬のあり方の検討は避けて通れない。とくに近年は，急性期の入院医療に対してわが国で初めて診断群分類に基づく包括支払い制度が導入され，医療の質の確保と医療費のコントロールの両立が求められている。一方，慢性期入院医療に対しても患者の病態に応じた包括的な支払制度が導入されるなど，人口構造の急速な高齢化と経済成長の鈍化を背景として，マクロ医療費の舵取りを確実化しようとする動きが続いている。

　本章では，上述したような診療報酬体系の大きな変革をより正確に理解するために，わが国の診療報酬支払い体系および急性期医療の包括支払い制度を中心に，現在進行している改革の意義と方向性を明らかとしたい。第1節ではわが国の出来高払いを中心とした診療報酬支払い制度の仕組みを公的医療給付の管理の視点から考察し，第2節ではわが国の急性期入院医療の標準的診療報酬システムとして確立しつつある DPC（Diagnosis Procedure Combination）を用いた包括支払い制度の現状を，第3節では DPC 診断群分類を用いた支払いシステムの課題を示す。さらに第4節では医療提供体制の効率化の観点から医療機関の機能分化に基づく地域医療資源配分のあり方を示し，最後に第5節でこれらの支払いシステムの変革と将来の医療保険制度のあり方について考察する。

1 診療報酬制度に基づく公的医療給付の管理

わが国の医療保険診療報酬制度は，提供された医療サービスの内容と量に応じて，定められた価格表に基づき対価が医療機関に支払われる出来高払いを基本としてきた。医療サービスの公定価格は，支払側，診療側，公益代表から構成される中央社会保険医療協議会（中医協）においてほぼ2年ごとに改定される医科点数表に，極めて詳細に定められている。

1）「出来高支払い」方式の課題

この出来高払いの仕組みが適切に機能する前提条件は，価格表が適正に定められること，および医療機関が患者の病態に応じて必要充分で最適な医療サービスを選択，提供することの二つである。この二つの条件が満たされているか否かの判断が困難であることが，現行の出来高払い制度に関連する多くの課題と密接に関連している。

出来高払い制度の課題は，わが国の総医療費の視点と医療資源の配分の視点の二つから整理されよう。前者の視点からは，出来高払い制度ではわが国の医療費支出を適切にコントロールできないのではとの懸念がある。ここ十数年は，経済成長の停滞によって，国民医療費の増加率は国民所得等の経済指標の伸びを大きく上回ることが多くなっている。また，先進国中では類を見ない人口構造の急速な高齢化が進行中である。これらの状況は，政府が医療費を管理してその増加を抑制しなくてはならないとの危機感を持つに充分な根拠となる。そして，価格表の設定以外に充分な医療費管理能力を持たないように見える出来高払い制度が不信を持たれることももっともなことと言える。医療サービスの提供量がコントロールできない出来高払いでは医療費支出が「青天井」となる，との批判がここから生まれている。

しかし一方，ここ数年間はわが国の総医療費はほぼ政府の計画通りに管理されてきているという事実は，出来高払いの下では医療費の不適切な高騰は避け

られないという認識を否定している。医療費の増加率を決定する診療報酬改定率の中医協での決定には，政府の意向が強く反映され，2002年度には多くの医療関係者の反対を押し切って史上初めてのマイナス改定が実施されている。その後，医療費の伸び率は政府が決定し，中医協では医療費の配分を議論することが確認されたことからも，わが国の診療報酬制度は擬似的な総枠予算制になっているととらえられる。出来高払いのための医科点数表も，巨視的に見ると単に擬似的総枠予算制によって定められた診療報酬総額の配分指標にすぎないと言える。さらに，後述するが実際に医療機関が医療サービスを提供してから診療報酬の支払いを受けるまでのプロセスにおいては，さまざまな監視，規制，制約が存在するため，「青天井」のように医療費収入を得ることは現実的には不可能と考えられる。

　出来高払い制度の課題は，医療資源の配分の視点からもあげられる。医療サービスの公定価格に，そのサービスを提供するための人件費，材料費，設備費等が適切に反映されていないので，診療分野により医療費収支に大きな差がある。そのため，診療所，慢性期医療分野に比較して急性期医療分野では充分な診療報酬が配分されていないことが指摘されている。これは，現在の診療報酬の価格が，診療分野間の力関係や医療政策的な誘導の歴史的蓄積に基づいているためであろう。中医協の医療提供者側代表に近年まで病院代表が含まれていなかったなど，診療報酬の配分が診療所側に有利に働きやすい状況にあったといえる。また，小児科医の不足に対して小児科診療報酬が増額されていること，混雑する病院外来から診療所に患者を誘導するために病院外来の診療報酬点数を下げるなど，政策誘導を目的に診療報酬点数が操作されてきている。このような操作の蓄積が診療報酬と医療コストの乖離につながり，また後述するようなわが国の歪んだ医療提供体制に関連していると考えられる。

2) 出来高払い制度における給付の制限

　わが国の出来高払い制度には，上述した疑似総枠予算制を維持し，「青天井」を制限するためにさまざまな形での給付範囲制限の仕組みが組み込まれている

第Ⅱ部　次世代型医療制度をささえる仕組み

表6-1　わが国の診療報酬支払制度に見られる給付制限の手法

1．診療報酬算定施設基準の設定 　　　人員，構造，設備等「構造評価」 　　　手術に対して導入された「プロセス評価」は頓座 2．診療報酬算定要件の設定 　　　医療サービス提供量の制限～「○○は○○回まで算定可能」など 　　　医療サービス提供条件の明示～「○○を行った場合に○○を算定」 3．診療報酬請求明細書の審査 　　　1，2，関係諸法令を根拠に請求額を査定 4．監査（audit） 　　　1，2，関係諸法令等を根拠に行政指導と行政処分 　　　不正の取り締まり

（出所）　筆者作成。

（表6-1）。また，この様々な制約は単に「量」を制限するだけではなく，適切な給付の「質」を確保する目的も合わせ持っている。

　第一に特定の診療報酬評価を受けるうえで必要な施設基準が細かく規定されている。入院診療に対する基本的な診療報酬評価である入院料を例にとれば，医療機関が整備する入院環境のランクに応じて入院料が規定されている。より高度な設備，機能，人員配置を有する場合にはより高い入院料が設定されている。これらの基準の中には，入院病室の広さや整備すべき入院設備など医療機関の構造体に関するものと，入院病棟の看護師の配置人数に関するものなど「構造」の視点からの評価に関するものが主である。

　一方施設基準の中には，入院医療の効率性を示す入院患者の平均在院日数が含まれ，「プロセス」の視点からの評価も試みられている。2004年度には新たな試みとして，手術件数実績に応じた手術手技料の評価が導入され，「プロセス」の視点の評価が強化された。これは，手術実績数が多い施設ほど手術の成績が良いとの諸外国での研究結果に基づくものであったが，この研究結果自体が未だ広くコンセンサスを得たものではないことや，施設における手術実績数のみで単純に評価する方法論的な未熟さなどの課題に対して，学会等から反対意見が出され，2006年度の改定において撤廃された。

　第二の手法は，診療報酬が支払われる医療サービスの量を制限する，あるい

は診療報酬を得られる条件を設定する方法である。前者は検査，画像診断，処置，リハビリテーション，放射線治療等のサービスを一定期間内に提供できる量を制限するものが多く，比較的特殊な遺伝子検査や高額な血液浄化療法等の提供量は病態等に応じて詳細に提供量の制限が設定されている。類似する方法として，個別の医療サービスについて価格を設定するのではなく，一連の診療行為としてまとめて価格を設定する手法もとられている。たとえば，放射線治療等は一連の複数回の治療について一単位の価格が設定されている。これらは，提供量をある程度制限することで，医療資源の過剰な消費を抑制する手法と捉えることができる。

　後者の診療報酬を得られる条件の設定は，診療報酬を算定できる医療内容の条件を設定するもので，基本的には医療の質の確保に資する方向で，さまざまな算定要件が定められている。患者のインフォームド・コンセントに関するものとしては，入院診療計画，輸血の同意などにおいて，患者に適切に説明したうえでその根拠となる文書を残すことが診療報酬算定の要件となっている。その他，医学管理に関する診療報酬項目では，たとえば，悪性腫瘍治療管理料のように，検査結果の解釈と治療方針を診療録に記録することがその算定要件となっている。医療の質の確保に関する可能性の高い診療行為を，診療報酬に結びつけるという意味では，近年はやりのP4P（Pay for performance：成果に基づく診療報酬支払い）との類似も見て取れるが，科学的な根拠が示されていないものが大部分である点が大きく異なっている。これらの制限は，医療の質の確保とともに無制限な医療資源の浪費を抑制する目的を持つものと捉えられよう。さらに薬剤に関しては，薬事法に基づいて規定された個々の薬剤の適応症および投与量等を根拠に診療報酬の支払いが制限されている。

　第三には上記2方法に実効性を持たせる仕組みとして，医療機関が保険者に提出する診療報酬請求明細書の審査が行われている。医療機関は，提供した医療サービスの明細を記載した診療報酬請求明細書を各都道府県に設置されている診療報酬審査支払機関に提出する。審査支払機関は，これら請求明細書の内容を点検，査定したうえで各保険者に診療報酬を請求するとともに，医療機関

に診療報酬を支払う。保険者は、さらに独自に明細書を査定し、審査支払機関に再審査を依頼することもできる。近年は保険者がレセプト審査を強化する傾向がある。これらの査定プロセスでは、主に、上述した施設基準や算定要件に基づいて、診療報酬請求内容が査定され、平均して約0.1％程度の請求額が減額して、医療機関に支払われることが多い。

このような査定の仕組みによって請求した診療報酬が減額されるため、大部分の医療機関は定められた施設基準や算定要件に基づいて医療サービスを提供するよう努めるようになっている。すなわち、この査定の仕組みが、施設基準と算定要件に基づく診療報酬給付制限に実効性を持たせていると言える。

第四には、第三までの手法が不充分な場合、あるいは違法な診療行為あるいは診療報酬の請求が疑われる場合の処置として、社会保険事務担当部局による行政指導および行政処分を行える仕組みが用意されている。第三までの手法は、診療報酬請求明細書に基づく書類審査であるため、それらの文書内で整合性があれば診療報酬支払いを認めることとなる。一方、行政指導および行政処分においては、医療機関の実地調査、診療録と請求明細書の照合、患者実調等の手段を用いて、診療報酬請求の妥当性を検証することができる。診療実体を伴わない架空の診療報酬請求等は、当然のことながら行政処分さらには刑事処分の対象となる。

実際には、これらの行政指導等の手段を行政が持つということ自体が、間接的に医療機関に対する医療サービスの給付制限の効果を持っていると考えられる。すなわち、法的には任意ではあるが実際上は強制的である行政指導の対象となることを避けるために、医療機関は過剰な医療サービスの提供と診療報酬の請求を抑制していると考えられるのである。

以上のように、直接的および間接的な多重の仕組みによって、医療の給付に対する制限が設けられているのが、わが国の出来高払い制度の特徴といえる。また、この仕組みのために、本質的に医療費を管理しにくいとされる出来高払いにおいても、わが国の医療費が歴史的に政府によってコントロールされてきたと考えられる。さらにいえば、このようなわが国の診療報酬支払いの仕組み

を理解せずに、出来高払い制度をわが国の医療費増加の元凶として問題視することは単なる感情論に過ぎない。

3)「出来高支払い」における「医療技術」の評価

　医療は、医学の成果の実社会への還元であるので、医療技術の進歩とともに質の向上が期待される。しかし一方、医療技術の進歩は医療費増大の重要な要因であり、医療保険財政の脅威ともなりうる。自動車やコンピュータのように要求される機能がほぼ定まっているような工業製品では、技術革新はコストの低下をもたらすが、医療のように実現される機能自体が時と共に拡大、進展しているような技術に関しては、技術革新はかえってコスト増大に結びつく。したがって、医療技術の進歩にともない高度化する医療サービスを医療保険の下でどのように給付するかは、医療政策上の非常に大きな課題となる。

　わが国の診療報酬制度における新技術への対応は、新診療技術への対応と新薬、新医療材料等への対応に大別されるが、いずれについてもあまり積極的とは言えず、どちらかといえば、財政規律を優先させた保守的な対応をとってきたと考えられる。前者については、基本的に「先進医療」等で実績を検証した後に、診療報酬改定時に新技術導入を判断することとなっている。医療保険制度上は実験的な医療は容認されていないため、新たな診療技術は「先進医療」という保険外併用療養費（2006年までの特定療養費）によって検証することとなっているが、「先進医療」の承認を得るハードルが高いため、柔軟性の高い仕組みとはなっていない。多くの新技術は、諸外国等の実績等を参照して、診療報酬改定時に導入されてきたものが大部分である。

　後者の薬剤、材料についても、諸外国で一般的に利用されている先進的な薬剤、材料の一部がわが国で使用できないことはよく知られている。たとえば、がん等に対する新薬や冠動脈血管ステント、心臓ペースメーカー等の新規医療材料の承認は諸外国より遅れているとされている。新薬等については厚生労働省が薬事法に基づいて承認することとなっていて、承認された薬剤の大部分は医療保険の対象となっているが、その承認プロセスが煩雑であること、国内の

治験データが不充分であることなどの多くの障壁が考えられる。医療財政の観点からは、進歩する医療技術の適用を制限することによる医療費増大抑制効果を期待できるが、他方、国民への医療の質の向上の還元へも配慮しなくてはならない。わが国では、このような医療技術の進歩による医療費増大をどこまで許容するかに関する医療政策的議論が充分に行われてきていない。実証的研究も含めて、幅広い検討が必要である。

以上のように医療新技術の導入には消極的なわが国の医療保険制度であるが、一方、高度医療技術の拡散に関しては非常に寛容であることが多い。人口あたりのCT, MRI機器数はOECD平均値の4倍を超えて圧倒的に世界一であり、近年は、冠動脈カテーテル手術のような高度な医療サービスが、循環器専門医のいない多くの一般病院で提供されるようになってきている。血液透析受療者数も世界一であり、大きなコスト負担となっている。

これらの技術の拡散に共通している点は、技術の拡散に伴う患者数の急激な増大に対して単価を圧縮することにより、医療費の増大を一定程度コントロールしていることである。新技術の導入時は高い診療報酬点数を付け優先的に医療資源を配分するが、それらの普及と共に点数を大きく切り下げている。CT, MRI等の検査料はここ数年で大きく減額されている。これらは、わが国の総医療費の総枠予算的考え方とちょうど合致している。

このような技術の急速な拡散の大きな要因は、わが国の医療提供体制の欠陥である医療機関の機能未分化にある。わが国は、非営利民営医療機関が医療提供体制の主たる担い手であることもその要因の一つであろうが、個々の医療機関の機能選択は完全に自由であり、医療政策的に急性期、慢性期等を明確に区分しようとする試みがほとんどとられてきていない。そのため、市中の中小医療機関から大学病院まで原則的な同一機能を持ちうる仕組みとなっている。したがって、中小医療機関であっても高度医療設備を揃えて医療サービスを提供することは自由であり、そこにほとんど規制はない。

医療技術の自由な拡散は、医療提供体制が過少であった国民皆保険制度導入当初は、医療技術の普及に大きく貢献したが、量的にはほぼ充足している近年

においては，効率的な医療提供体制を構築するうえでの障害要因となっている。過度な医療技術の拡散がもたらす問題は大別すると二つになろう。第一は，医療機関が高額な設備投資を償却できなくなる問題で，これは技術の拡散にともなう診療報酬の減額と供給過剰状態の二つに起因する。とくに大学病院など地域の基幹的な大規模医療機関で配備する高度医療設備は，医療機関の機能維持に必要なものであるため，経営的努力のみでは改善できないコスト負担をもたらす。第二は，医療技術の乱用の可能性である。医療技術の拡散が過剰な医療需要を誘発する可能性は多くの研究で指摘されているが，わが国においてどの程度当てはまるかの検証はほとんどない。

2　ケース・ミックス型医療評価の導入

以上示したようにわが国の診療報酬は，多くの課題を持ちながらも出来高払い制度を維持してきたが，近年になり，入院医療に関しては，いわゆる「丸め」支払いとなる包括払い制度が導入されてきている。1997年度から国立病院を対象に診断群分類を用いた入院医療の包括評価の試行調査が開始され，2005年度からは特定機能病院が対象となり，その後対象医療機関が拡大され，2008年度からは700病院以上，病床数にして20万床程度まで広がってきている。今後包括払いの対象となる準備病院を含めるとすでに1,400病院以上，病床45万床となっているので，わが国の急性期入院医療の標準的支払い方式が，この包括払いに変わったと認識して良いであろう。

このような包括払いは，先進諸国ではすでに1990年代から導入されてきているが，わが国は独自の仕組みとして，日本で開発されたDPC診断群分類を用いて入院患者を分類して支払いの基準としていることと，1日あたりの「丸め」支払いを基本としていることが特徴である。以下わが国のDPC包括評価システムの概要と課題を示す。

第Ⅱ部　次世代型医療制度をささえる仕組み

図6-1　診療報酬体系見直し案

診療報酬体系の見直し

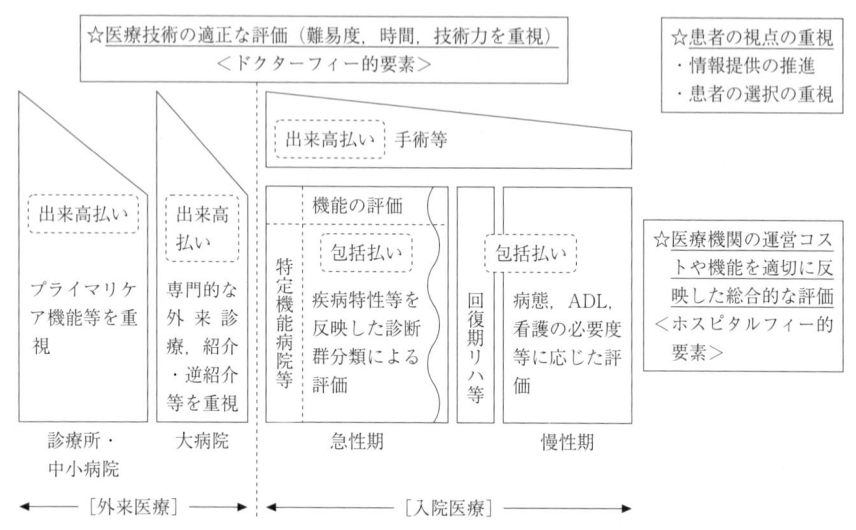

☆医療技術の適正な評価（難易度，時間，技術力を重視）
＜ドクターフィー的要素＞

☆患者の視点の重視
・情報提供の推進
・患者の選択の重視

出来高払い　手術等

出来高払い
プライマリケア機能等を重視

出来高払い
専門的な外来診療，紹介・逆紹介等を重視

機能の評価
包括払い
特定機能病院等
疾病特性等を反映した診断群分類による評価

包括払い
回復期リハ等

包括払い
病態，ADL，看護の必要度等に応じた評価

☆医療機関の運営コストや機能を適切に反映した総合的な評価
＜ホスピタルフィー的要素＞

診療所・中小病院　　大病院　　　急性期　　　　　　　慢性期

←［外来医療］→←──────［入院医療］──────→

（出所）「健康保険法等の一部を改正する法律附則第2条第2項の規定に基づく基本方針」（平成15年3月28日閣議決定）を一部修正．

1）わが国における「出来高支払い」と「包括評価」の位置づけ

わが国の包括払い導入の政策決定は2005年に示された「診療報酬体系の見直し」の閣議決定である（図6-1）。この案では，外来診療は医療機関の機能に応じた出来高支払いとし，入院医療については，医療技術料に関する「ドクター・フィー的要素」は出来高払いであるが，それ以外の「ホスピタル・フィー的要素」は包括払いとされている。急性期入院医療では診断群分類による疾病特性に応じた包括払いとするのに対し，慢性期では病態，ADL等に応じた包括支払いとなっている。

2008年の時点では，DPC包括支払いが急性期入院医療の主流となり，慢性期では医療区分とADLに応じた包括支払いが導入されているので，この案がほぼ原案通りに実現されていると言えよう。回復期リハ等の亜急性期に相当す

第6章 診療報酬制度におけるDPC包括評価の意義

る部分はまだ不透明であるが，診療報酬支払いの仕組みの見直しとしてはほぼ当初の目的を達成したようである。

　それでは，包括払いの導入で，出来高払いの課題である総医療費増大抑制と医療資源の適切な配分は解決されるのであろうか。まず，総医療費については，出来高払い制度の下でも，わが国では疑似総額予算制の仕組みを導入することによって，総医療費は政府によって管理されてきたことを先に示した。包括払いの導入はこの総医療費管理をさらに強固なものとするとの期待があるようだが，包括支払いは，米国メディケアのDRG-PPS導入時に見られたように，必ずしも医療費抑制には結びつかないことが証明されている。それどころか，急性期病院の効率と病床回転率が増加し，結果として総医療費の増大に結びつくとさえいわれている。したがって，包括払いの導入単独は医療費管理能力として従来の手法をとくに上回ることはなく，併せてゲートキーパーなどの入院調整機能や包括払いの基準診療報酬額の切り下げも検討する必要がでてくる。

　一方，包括払い制度の導入は，医療資源配分の適切化には寄与することが期待される。その理由は二つある。まず，従来まで急性期から慢性期までほぼ同一の価格表に基づいていた診療報酬支払いの仕組みが，急性期部分が実質的に分離された仕組みとなることである。現在は，包括払いの診療報酬額は出来高支払い点数の積算に基づいて決定されているが，より柔軟に診療コストなどに応じて決定することも原理的には可能である。また医療機関に対しては，包括払い開始時には以前の出来高払いと同等の入院医療費が保障されているが，その後の包括評価部分の診療報酬額は医療サービスの提供内容にほとんど依存しなくなるので，医療機関は出来高支払いの価格表から開放されたと言える。

　医療資源配分の適切化が期待される理由の第二は，医療機関への診療報酬が医療機関の機能に応じて決定される仕組みが導入されていることである。医療機関への支払額は，医療機関別係数で決定され，現在は，従来の出来高診療報酬価格表に基づく医療機関機能評価係数と，従来の出来高支払いと同等の収入を保障する調整係数の和となっているが，将来的には医療機関の機能に応じた係数が設定されることとなっている。

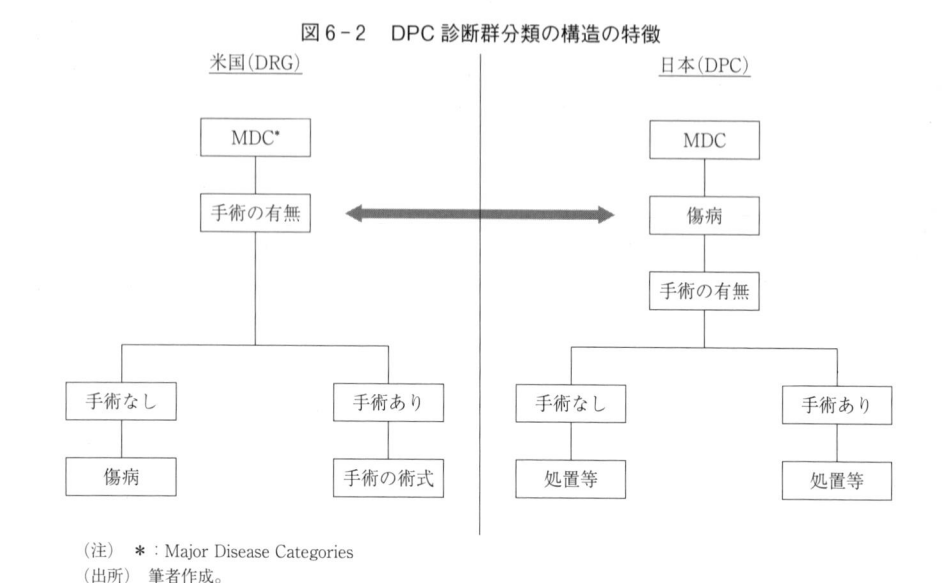

図6-2　DPC診断群分類の構造の特徴

```
        米国(DRG)                          日本(DPC)

         MDC*                                MDC
          │                                   │
       手術の有無    ←――――――→              傷病
       ┌──┴──┐                              │
                                          手術の有無
                                          ┌──┴──┐
    手術なし  手術あり                 手術なし  手術あり
      │        │                        │        │
     傷病   手術の術式                  処置等    処置等
```

（注）　＊：Major Disease Categories
（出所）　筆者作成。

2）DPC 診断群分類および包括支払いの概要

　ここで，DPC 包括支払いにおいて，患者の病態を識別する指標となっている DPC 診断群分類の概要を説明しておく。DPC では患者は主たる傷病名と提供された医療サービスの内容によって分類される。とくに分類の第一基準が傷病名であることが，米国メディケア等で用いられている HCFA-DRG あるいは類似の診断群分類システムでは，傷病名情報よりは，手術室の使用の有無が大きな分類基準となっていることとの大きな相違点である（図6-2）。DPC 分類では臨床的視点からの傷病分類が重要視されている。次いで，手術の内容，比較的高度な検査や処置の内容，副傷病の状況等で患者の病態が分類される。これらの分類はほぼ2年ごとに改定されている。平成 20 年度版では，傷病分類数が 541，全部の DPC 分類の数が 2,451 で，そのうち 1,572 分類が包括評価の対象となっている。

　DPC 診断群分類を用いた包括支払いの仕組みの特徴は表6-2のようにまと

められる。全2,451のDPC診断群分類の内、1,572分類について、1日あたり定額の診療報酬が支払われる。それ以外の分類は、症例数が少ないか症例間のバラツキが大きく、統計的に標準的な支払額を決められなかった分類で、従来通りの出来高払いが用いられる。全入院患者の約95％が包括払いの対象となっている。また、手術に関連する費用など「ドクター・フィー的要素」とされるものは出来高払いとなり、それ以外の部分、平均して入院医療費の約3分の2程度が包括払いに丸められる。医療機関毎の支払額は後述するような医療機関別係数で補正されるので、同じ疾患であっても医療機関毎に支払額が多少異なっている。その他、DPC分類毎に在院日数、診療内容等様々な視点から医療機関の評価が公表され、医療の質の向上に寄与することが期待されている。

表6-2　DPC包括評価の特徴

① DPC診断群分類によって疾患群別に評価される
② DPC毎に1日あたり定額の診療報酬が支払われる
③ 包括点数と出来高点数が混在している
④ 病院ごとに診療報酬点数が異なっている
⑤ 診療内容が比較・評価される

（出所）　筆者作成。

3　DPC包括支払いシステムの課題

　導入から約5年が経過しているDPC包括評価診療報酬支払いシステムであるが、以下のような解決しなくてはならない三つの課題が残っていると考えられる。第一は支払いの単位をどのようにするべきか、すなわち、諸外国ではほとんど見られない1日当たり定額の仕組みをこのまま維持するべきか、第二は、DPC診断群分類間すなわち病態間の資源配分方法をどのように決定していくのか、第三は、医療機関間の資源配分のあり方に関して現行の調整係数を維持するのか、医療機関の機能評価をどのように行うかの問題である。

1）1日当たり定額と1入院当たり定額

　DPC包括評価での1日当たり点数の設定の特徴は、診断群分類毎に標準的な在院日数が定められていることと、入院期間が延びるほど1日当たりの診療

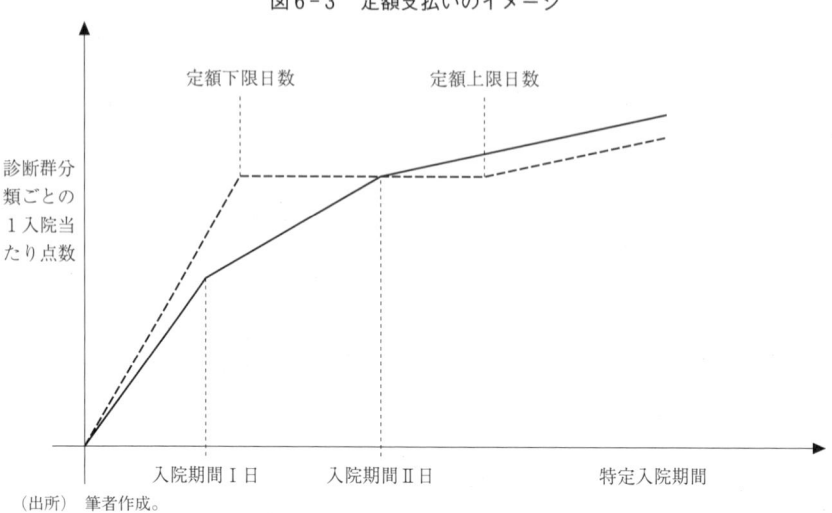

第Ⅱ部　次世代型医療制度をささえる仕組み

図6-3　定額支払いのイメージ

(出所)　筆者作成。

報酬点数が逓減される仕組みを採っていることである。入院期間と1入院あたりの診療報酬額は図6-3のような関係となっている。DPC診断群分類毎の標準的な在院日数（入院期間Ⅱ）は，全DPC対象病院から収集されたデータの平均値から求められる。調査データから入院期間が短い順に上位25パーセンタイル値（入院期間Ⅰ）を設定し，それらを変曲点として傾きとして表されている1日当たりの診療報酬額が，時間の経過と共に漸減するようになっている。

　入院早期に1日当たり点数が高いことには，入院期間が短い場合に平均診療密度が高くなることの補償と，入院期間を短縮させるインセンティブを与える二つの意味がある。医療サービスには一連の入院診療を通して一定量発生するものと入院日毎に発生するものがある。たとえば，CT，MRIなどの画像診断や心臓カテーテル検査などの特殊な検査は主に診断確定のために実施され，基本的には入院期間を通して1回のみ実施されれば十分であるが，一方，入院室料，看護料，経過観察のための検査，生命維持のための人工呼吸，中心静脈栄養，人工腎臓などのサービスは日々必要である。このため，入院期間が短い場合には平均診療密度が高くなるので，1日当たり診療報酬額を高く設定する必

要がある。しかし，1入院単位で発生するサービスと1日単位で発生するサービスの割合は，疾患によって大きく異なっていて一律には決定できない。さらに在院日数短縮のインセンティブを与えるためにも，1入院単位に発生するサービスに見合うだけの診療報酬の設定が必要である。これらの問題点のために短期の化学療法入院などではDPC診断群分類の支払額が過少であるため，在院日数が引き延ばされる傾向にあり，医療の効率化に逆行している。

　この問題の解決方法として，図6-3の点線に示すような1入院あたりの定額支払いが考えられる。在院日数が一定の範囲のみ診療報酬額を一定として，それらをはずれる部分については従来と同様の1日あたり定額支払いを適用する方法である。この方法では，定額下限日数と定額上限日数を適当に設定すれば，短期入院に見合った支払額を設定することも可能であり，充分な在院日数減少のインセンティブも持たせることができる。

　2008年度の診療報酬改定で導入された小児の鼠径ヘルニア手術に関する短期滞在手術基本料3は，4泊5日までの入院医療費をほぼ定額とするもので，1入院あたり定額の包括支払いの亜型と捉えることができる。しかし，DPC包括評価と別の枠組みとして設定され，少数の対象患者に試験的に導入されたものであるので，今後急速に拡大されるとは考えにくい。やはり，DPC包括評価全体のあり方の視点からデータに基づく検討を進め，支払いの仕組みを改善していくべきであろう。

2）病態間の医療資源配分のあり方

　DPC包括支払制度で用いられているDPC診断群分類毎の1日当たりの点数は，病態間の医療資源の配分を決定する相対係数と見ることができる。この相対係数は，DPC対象病院から得た調査データのDPC分類ごとの出来高換算集計値の平均値を用いて計算されている。これは，急性期病院での診療実績に基づいて医療資源を配分していると言え，総入院医療費には影響を与えずに，重症な症例に適切な医療資源を配分する仕組みとして働くことが期待されている。

　DPC包括支払い開始から時間が経過すると共に，いくつかの問題点も明ら

第Ⅱ部　次世代型医療制度をささえる仕組み

表6-3　相対係数の変化

傷病名	特定の診療行為の有無	2006年度 診療報酬額	相対係数	2008年度 診療報酬額	相対係数	相対係数変化率
急性腎不全	なし	22580円		21190円		
	あり	65070円	2.88	53370円	2.52	−12.5%
敗血症	なし	23160円		22610円		
	あり	78240円	3.38	71740円	3.17	−6.2%

（出所）　筆者作成。

かとなってきている。それらの中でもっとも重要な点は、第一に医療機関の診療行動の変化が相対係数を変化させる問題である。仮に医療機関が医学的医療経済学的に合理的な行動をとり続けると仮定すれば、相対係数に基づくDPC診断群分類間の医療資源の配分は合理的な値に収束することが期待される。しかし、医療機関の行動が非合理で、診療行為が過剰あるいは過少であった場合に問題が生じる。包括評価の下では過少である場合の可能性が高い。すなわち、医療機関がある DPC 診断群分類の患者に対して必要以上に診療密度を下げると、次回の相対係数が不適当なレベルまで下がってしまうことになる。

具体例を表6-3に示す。この表は重篤な二つの傷病について特定の高度な診療行為を実施した場合の1日当たりの診療報酬設定額と相対係数の年次変化をまとめたものである。特定の診療行為の有無による相対係数変化率はいずれもマイナスであり、特定の診療行為に対する医療資源配分が減少していることを示す。この変化が医療行動の合理的な変化であれば良いが、仮に過少診療によるものであった場合は、これらの重篤な傷病の今後の治療に影響を及ぼす可能性もある。単純な算術平均に基づく医療資源配分の手法の妥当性を検証する必要がある。

3）医療提供者間の医療資源配分のあり方

DPC 包括支払いにおけるもう一つの重要な資源配分係数が医療機関別係数である。図6-4の包括支払額決定式が示すように、医療機関別係数は機能評価係数と調整係数の和となっている。この係数は、医療提供者間の資源配分を

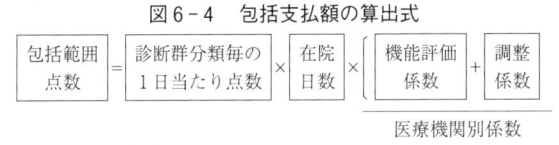

第6章　診療報酬制度における DPC 包括評価の意義

図6-4　包括支払額の算出式

包括範囲点数 = 診断群分類毎の1日当たり点数 × 在院日数 ×｛機能評価係数 + 調整係数｝

医療機関別係数

(出所)　筆者作成。

決定する係数と捉えることができる。

　機能評価係数は，従来からある施設基準に基づく諸々の加算を係数化したものであるので，医療機関の機能を評価するものであり，従来の加算とほぼ等価であると考えて良い。たとえば，従来1入院当たり30点であった診療報酬管理加算が係数としては 0.0009 と設定されている。これらの加算を置き換えた係数の和が医療機関機能評価係数となる。

　調整係数は，出来高払いから包括払い，あるいは包括払いの改定等の制度変更時に医療機関が同等の収入を確保できるように設定された係数である。つまり，同等の入院患者群に同等の医療サービスを提供した場合に，制度の変更にかかわらず医療費収入が同じになるように設定される。制度移行にともなう医療機関経営への影響を配慮した緩和措置といえ，制度の変化にともなう医療経済学的影響が中立になるように設定されている。

　調整係数は見方を変えれば，従来の出来高支払いでは可能であった，医療機関の医療サービス提供量増加による医療費収入増加を阻止する一種のシーリング係数とも捉えることもできる。同等の患者を診療する限り，たとえば，検査や投薬の量を増やしても医療機関の医療費収入は変わらないことになる。マクロ的には医療サービス提供密度の増加による医療費の自然増を抑制する効果が得られる可能性がある。

　この調整係数の制度移行緩和措置としての役割はほぼ終えたので，早急に医療機関の機能評価に基づく医療資源配分係数としても位置付けを明確にする必要がある。将来的には，医療機関の機能，地域における役割，財務状況等を反映させ，さらには地域医療計画と連動させた地域医療連携体制の整備の観点を含めて医療機関の差別化係数として設定していく必要がある。

4　DPC ケース・ミックス・システムの地域医療資源配分への応用

　DPC は医療費の支払いだけではなく，地域における医療資源の配分の指標としても用いることができる。わが国のように全国民を対象とした社会保険制度を維持していくうえでは，地域あるいは一定の被保険者集団において必要とされる医療サービスを定量化し，適切な医療提供体制を構築，医療資源の配分を最適化する努力を続ける必要がある。この観点から DPC には二つの有用な活用法が期待できる。第一は利害関係者全てが共通理解可能な集団の疾病構造の把握であり，第二は疾病単位の医療資源消費量に基づく集団における医療資源必要量の推計である。

　DPC では，医療資源の必要度に応じて診断名と治療内容に基づいて急性期入院患者が分類されているので，DPC 分類ごとに医療資源必要量がほぼ一定となる。したがって，たとえば地域ごとの DPC 分類別の患者数が分かれば，地域の医療資源必要量が計算できることになる。急性期医療資源必要量は図6-5に示すように，DPC 別の入院患者数と平均医療資源必要量の積の総和として求められる。たとえば，急性期必要病床数は，DPC 別の入院患者数と平均在院日数を掛け合わせてその合計から計算することができる。DPC 別の平均在院日数は全国平均値として公表されているので，ある地域内の1日当たり入院患者数がわかり，病床稼働率を 0.8 程度と設定すれば，その地域の急性期病床の必要数がわかるのである。図6-6にこの手法を用いて計算した東京都の二次医療圏での急性期必要病床数の推計例を示す。この結果から，急性期必要病床は既存一般病床の3分の1程度であることがわかる。これは，ほぼ全国共通である。すなわち急性期医療の充実のためには，これら一般病床の約3分の1の急性期病床に重点的に医療資源を配分する必要性を示している。一方，現在の一般病床の残り3分の2には，ほぼ慢性期といえる患者が入院していることになる。これらの患者の大部分は少なくとも一定程度以上の医療サービスは必要であると考えられるので，簡単に在宅あるいは施設等へ移すことは不可能

第6章 診療報酬制度におけるDPC包括評価の意義

図6-5 DPCを用いた急性期医療資源必要
量の推計の概念図

急性期医療資源必要量
= $\sum_{DPC}$(DPC別患者数×DPC別平均医療資源必要量)

急性期病床必要数
= $\sum_{DPC}$(DPC別患者数×DPC別平均在院日数)

(出所) 筆者作成。

図6-6 DPCを用いた急性期必要病床数の推計例

(出所) 筆者作成。

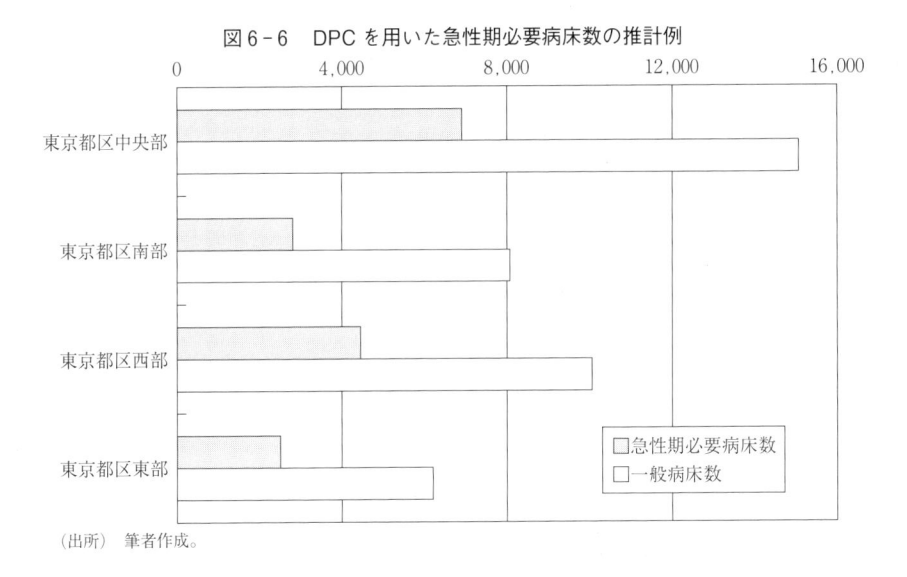

であろう。したがって，慢性期医療を提供する医療機関は今後も必要とされると考えられ，さらに人口構造の高齢化の急速な進展は，慢性期医療の需要をさらに増大させる可能性が高いと見ておくべきであろう。

DPC別の医療資源必要量としては，在院日数以外にも，医療費，ICU使用日数，看護師，医師，手術，高額医療設備等が推計できるので，地域におけるこれらの必要量を推定することが可能となる。このような形で地域あるいは一定の被保険者集団に対して必要な医療資源量が推定することにより，保険料等の有限の医療資源をもっとも適切に配分するための計画を設定することが可能となるであろう。たとえば，医療資源の総量が制限されている場合に，代替の

図6-7　一般病床の医療機能分化の状況

	急性期患者	非急性期患者
特定機能病院	5	2
教育病院	14	6
国公立公的	18	10
大規模医療法人	6	4
中小医療法人	11	9

(単位：万床)

（出所）　筆者作成。

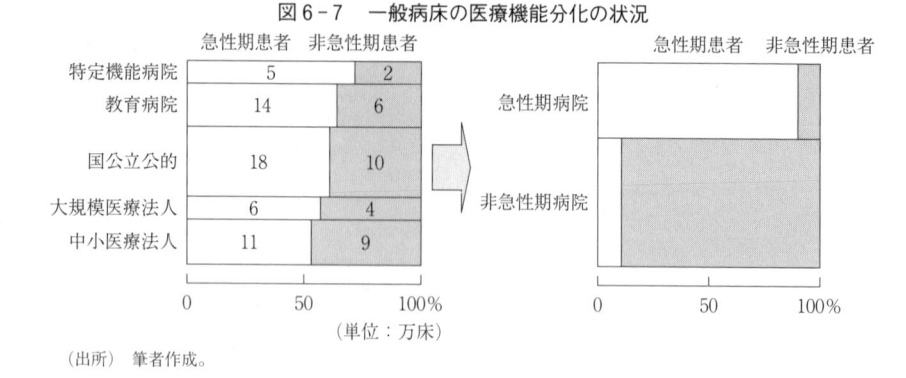

きかない急性期医療に対する医療資源の配分を計算したうえで，比較的代替が可能である慢性期への医療資源配分を検討する，などの定量的具体的な医療資源配分計画を設定することも可能であろう。

5　今後の診療報酬支払いのあり方に関する考察

1）医療提供体制のあり方

　今後の医療費の支払いのあり方を考える前提として，わが国の医療提供体制のあり方を検討してみる。わが国の医療法上の「一般病床」は，先進諸外国の「急性期病床」とは全く異なっている。2005年の患者調査から医療機関機能分類別の急性期と非急性期の病床数を推計すると図6-7左のようになる。この結果は，典型的な急性期病院であっても多数の非急性期入院患者が病床を占有していること，および中小の多くの病院に急性期患者が散在していることを示している。すなわち，医療機関の機能未分化により急性期病床の集約化が遅れ，医療資源の配分が適正化されず，医療提供体制が非効率であることを示していると考えられる。手術実施施設が散在するため手術実績が集積されない等，最近は医療技術の質に関する懸念も報告されている。

　わが国の危機的な医療提供体制を救うための病院・病床再編で第一に行うべきことは，急性期医療の範囲を明確化すること，および急性期医療に十分な医

療資源を割り当てることであろう。課題は，いかに「選択と集中」の戦略に基づいて急性期医療の質と効率性を確保するかである。図6-7左のような機能が未分化な状態から図6-7右に示すような医療機関の機能が明確化された状態を目標とする必要がある。

　急性期医療の範囲はDPC包括支払いの対象範囲とするべきであろう。急性期必要病床数は上述したように30万から40万床程度であるから，DPC評価の対象病床数もこの程度が目標となる。しかし，現行のDPC評価対象医療機関では地域偏在が大きいので，地域医療計画等に基づいて対象医療機関を設定する必要があろう。

　急性期病床が集約される道筋には二つの可能性があろう。一つは，現在急性期を主に担っている医療機関が，効率性を上げ，医療連携を進めて病床回転率をあげる場合であり，この場合は，急性期医療機関は大規模医療機関を中心に集約されることとなる。一方，現在の急性期医療機関の多くが効率性を上げると共に病床を削減する可能性もある。その場合は，比較的小規模の急性期医療機関が残る可能性もある。前者のほうが効率性は高いであろうが，専門医療等の領域では後者のようなパターンもありうると考えられる。

　残り50万から60万床の「一般病床」をどうするかも課題である。その一部は回復期リハビリテーション病棟あるいは亜急性期病床となる可能性がある。しかし，これらの病床に適した患者数および在院期間等から推計すると，せいぜい数万床程度の必要数にすぎない。残り，40万から50万床は他の先進諸国での長期療養施設，ナーシング・ホーム等に相当する慢性期病床になろう。多くの中小医療機関には，亜急性期から慢性期，在宅支援に関する複合的な機能が期待されている。

2）医療保険のあり方

　以上のように急性期と非急性期を区分して捉えることによって，医療保険，介護保険と自己負担のあり方，在宅・居宅施設等との連携等の課題がより明確になることが期待される。このようにすることで，医療費適正化計画に示され

る，何を評価しているのかよくわからない「地域の在院日数の短縮」を指針とすることに比べて，より具体的かつ包括的に，慢性期入院，介護，保健施設等との関係を検討することができるようになると考えられる。

　今後，地域医療保険の管理・運営に関する重大な責務を負うこととなる都道府県の視点から考えると，地域に求められている医療費適正化計画への応用として，上述したような急性期と非急性期の医療資源必要量の推計と確保の手法を活用することができる可能性があろう。このような手法により定量的に地域医療資源必要量を推計することで，地域差の解消や医療提供の均霑化に結びつけられる。また，地域内医療連携体制の充実へ向けて医療機関機能の集約と分担の推進を図ることもできる。地方に於いて急務とされる急性期医療への医療資源配分の必要量を定量的に測定し，その具体的な確保策の立案の基礎とすることも可能であろう。

　一方，非急性期については急性期が絶対的に必要な医療サービスであるのに対して，医療サービスの提供量を相対的に決定できる部分が大きいと考えられる。地域あるいは保険者レベルにおいて，被保険者との契約に応じて柔軟に医療サービス提供料を設定できる可能性もあろう。地域別単価の導入による医療費総額コントロールの手法は，急性期医療に対しては医療の質の確保の観点から実現は困難であるが，非急性期に限定すれば可能性があると考えられる。たとえば，地域の人口構造を補正した慢性期標準化入院受療率から地域の標準化慢性期医療費を計算して，それが一定となるように慢性期の地域医療単価を設定する方法なども考えられる。

　ついで，医療保険のあり方の観点から急性期，非急性期の医療に対する保険の相違を考えてみたい。急性期医療に対する保険は，「いざという時のための保険」と認識され，回避することがほぼ困難な大きなリスクを補償することが主眼となる。このような観点からは，規模，信用共に大きい社会保険の仕組みは合理的であろう。現行の社会保険を完全に代替するような民間保険の導入の実現性はあまり高くないように考えられる。一方，わが国の医療保険は入院医療を含めて自己負担部分が国際的に大きいことが特徴である。現行の自己負担

率3割に高額療養費制度による上限の設定という制度は国際的にはかなり高い自己負担率となっている。ここからさらに給付範囲を縮小し自己負担が増える可能性はあまりないであろうが,現行の社会保険における入院医療の大きな自己負担部分を「補完」する形での民間保険の参入は充分に現実的である。また,保険外併用療養費のうち,差額ベッドなどの選定療養に関する負担を「補足」する形での民間保険の役割も期待される。

　慢性期医療に関しては,将来的にDPC包括支払制度の定着によって急性期病院が限定されると「非急性期」市場は拡大する可能性がある。現在は,一般病床が約90万床で療養病床が約37万床であるが,今後仮に急性期病床が40万床に限定されると非急性期病床は約50万床となり削減後目標の療養病床約15万床と併せても65万床となる。さらに人口構造の高齢化は,慢性期需要の増大をもたらすことは確実である。限られた社会保険財源でどうしても必要な急性期医療の質の維持のための資源を確保すると,将来的には現在の規模の財源からの非急性期医療への給付は大幅な制限が必然となると予想される。他方,慢性期療養で求められるサービスは,医療サービスの占める割合が低く,在宅サービス,施設の療養環境,生活支援,その他の付帯サービス等,非常に多様である。したがって,サービスを受ける側の負担能力と嗜好に応じて多様な選択枝が用意される必要がある。その際には,保険財源の多様化も一つの選択枝となり,公的保険に限定せず,療養サービスの代替,補完,補足を提供する民間保険や自己負担等の多様な組み合わせを探ることが必要となるであろう。

参考文献

高木安雄,2005,「わが国の診療報酬政策の展開と今日的課題——技術評価と医療費配分のジレンマ」,遠藤久夫・池上直己編著,『医療保険・診療報酬制度』,勁草書房,139-164頁.

OECD, 2007, Health at a Glance 2007.

池上直己,2005,「急性期以外の入院医療のための新たな支払方式」遠藤久夫・池上直己編著,『医療保険・診療報酬制度』,勁草書房,93-122頁.

松田晋哉,2006,『臨床医のためのDPC入門』,じほう.

社会保険研究所, 2008, 『診断群分類点数表』, 社会保険研究所.

野口一重, 2005, 「DRG (DPC) 方式の機能性と PPS の経済的特徴」, 遠藤久夫・池上直己編著, 『医療保険・診療報酬制度』, 勁草書房, 123-138 頁.

今中雄一編著, 2003, 『医療の原価計算：患者別・診断群分類別コスティングマニュアルと理論・実例』, 社会保険研究所.

伏見清秀編著, 2006a, 『DPC データ活用ブック』, じほう.

伏見清秀, 2006b, 「DPC を利用した地域医療の評価〜地域疾病構造と医療機能の可視化の試み〜第 3 回」, 『医療経済研究機構レター』, 146, 8-13 頁.

伏見清秀, 2007, 「病院・病床の再編」『医療白書 2007』, 日本医療企画.

第7章
民間医療保険の役割

1　はじめに

　医療サービスは性別，職業，および所得水準等に関わらず，すべての国民の社会生活において必要不可欠のものであり，わが国では1961年に整備された国民皆保険制度の恩恵により，必要なときに必要な医療サービスへのアクセスが全国民に保障されている。このわが国の国民皆保険制度は，社会保険方式の下では最も徹底した皆保険（universal coverage）を実現したものとして高く評価されており，政府の基本方針にも「将来にわたり国民皆保険制度を堅持する」ことが明記されている。[1]

　このようにわが国の医療保障制度は国民皆保険に基づき，患者自己負担を除けば，社会保険料，税といった公的財源に依存してきた。結果として，医療へのアクセスの平等は確保されたが，その一方，本書第1章，第2章や第6章で指摘したように，適切な財源配分，サービス提供の質の向上，効率化に向けた取組みは必ずしも十分に行われてこなかった。医療保障に関してそれぞれ不可欠な要素である「平等」と「質」，「効率」の最適なバランスを実現するためには，政府の適切な関与の下に，公的制度と並んで，民間保険を活用することが必要である。

　また，わが国の高齢化進展のスピードは，主要先進国をはるかに凌ぐものであり，2007年11月現在で65歳以上の高齢者人口は総人口の21.5％を占め，75歳以上の後期高齢者に限ってもその割合は10.0％に達している。[2]このよう

第Ⅱ部　次世代型医療制度をささえる仕組み

に医療サービスの主たる受給者である高齢者人口が増加していけば，医療サービスのニーズは増大し，医療技術の進歩にともなう医療サービスの単価上昇とともに，医療費の膨張は不可避である。医療提供の効率化と優先順位付けによって，医療資源の配分を適正化することが必要であるのはもちろんだが，単に医療費総額を抑制し続けるだけでは，適切な医療提供体制の維持に深刻な影響を与えるおそれもある。

わが国の医療保障制度は，すべての国民に適切な医療サービスへのアクセスを確保するために，保険料については，所得比例の賦課方式を基本としており，高所得世帯から低所得世帯への，また，現役世代から高齢者世代への所得再分配システムともなっていることから，医療サービスのコストの主たる負担者である現役世代の人口が相対的に減少していけば，その減少を補うだけの経済成長が確保できない限り，現役世代の負担（保険料や税）が増加することは不可避である。

このような将来見通しの中で，給付と負担のバランスを保ちつつ，持続可能な医療保障制度の設計を行うことが重要な政策課題となっている。この解決策としては負担を増やすか，給付を減らすかの二者択一となるが，さらにその具体的な手法の選択肢として今のところ議論されているものは，概ね次の4通りに集約される（表7-1）。

いずれの選択肢も，多くのステークホルダーの利害関係が錯綜しており，歴史的経緯なども踏まえた，国としての総合的な政策判断が必要となるが，このような選択肢を論議するうえで留意しておきたいのは，医療費の増加に対応する財源として，税，公的医療保険料，自己負担以外の民間財源を活用することで選択の幅を広げることができるという点である。

第3章で紹介されたように，ヨーロッパ先進諸国では，すでにさまざまな形で民間医療保険が医療保障制度の一翼を担っている。わが国においても長らく「医療保障における公私の役割分担」が言われてきているが，実際には「民間手法の導入による医療費抑制」「国民皆保険制度の崩壊」といった，米国のマネジド・ケア（管理医療）を念頭に置いたネガティブなイメージだけが先行し，

表7-1 負担と給付に関わる対応方法

負担の増大	給付の縮小
負担者（主に現役世代）の負担を増大させる。	医療サービスの単価を引き下げる。
受益者（主に高齢者世代）の負担を増大させる。	公的制度の給付範囲を縮小する（保険免責制や不要不急の医療サービスの保険適用の除外（ディリスティング）。

（出所）筆者作成。

実質的な論議を深めるまでには至っていない。しかしながら，医療技術の進歩にともなう医療費増大が見込まれるなか，団塊の世代の高齢化にともなう医療ニーズの増大も不可避であることから，早晩これらを賄う医療費を捻出する必要性に突き当たる。一方，「公的医療費（医療給付費）の伸びを抑制せざるをえない」現状にあっては，民間医療保険の構造，性質を正確に認識したうえで，新たな医療費ファンドとして民間医療保険を活用することについて真剣に検討する時期が来ている。

本章では，国民皆保険制度の下で，主として入院リスクに対する定額支払として広く利用されている民間医療保険の現状を示し，そのうえで，国民の利便性向上や健康増進など，現行制度で十分に対処できていない領域への活用の可能性を検討する。すなわち，第2節で公私の保険の役割分担，および民間医療保険が主体である米国の実態を検討し，第3節，第4節では，それぞれ民間医療保険の構造とわが国における現状について示す。そして，第5節でヨーロッパ諸国の医療保険制度における民間保険の役割について考察したうえで，最後に第6節でわが国の民間保険の可能性として，補足型民間保険と公的保険の重点化による不要・不急の医療サービスの適用除外（以下では，ディリスティングと呼ぶ），民間保険会社による各種付加サービスを含む公的保険の運営マネジメントの請負，さらに新たな給付アプローチとそれらに対する民間保険の活用を検討する。

2　民間の役割

1）保険の分類──「公と私」「官と民」

　保険とは，現代の社会における多様なリスクにともなって発生する経済的負担を加入者の間で分散するシステムであり，その性質上，経済的弱者の保護，一定量の加入者の確保といったシステムの維持のために「公」の役割が必要となる場合がある[3]。したがって，その分類においても，一つには「法律等による加入の強制」や「加入時の被保険者による保険者の選択可能性」など，公共性に配慮した契約面からの公保険／私保険の区分が考えられ，他方，保険の運営主体の帰属による，官営／民営の区分がある。

　契約の面から保険をとらえた場合，生命保険（死亡保険，医療保険等）や損害保険（自動車保険，火災保険等）など，個人や企業などが任意に加入する私保険と，保険の対象とする社会活動の不可欠性や政策関与の必要性が高い場合に，公的な制度として運営される公保険とがある。健康保険や公的年金などの社会保険の他，表7-2に示す各種の産業政策保険，公共福祉関連保険がこのカテゴリーに属する。

　さらに，保険の運営主体に着目すると，「運営主体が官（政府）か民か」という分類軸がある。健康保険は前述の通り公保険であるが，国民健康保険や政府管掌健康保険は「官営」であり，組合健康保険や共済組合は「民営」である（政府管掌健康保険については，2008年10月に公法人である全国健康保険協会による運営に移行）。これらはどちらも非営利で運営され，強制加入方式をとっているという特徴を持っている。

2）民の運営による公保険

　組合健康保険や共済組合は「民営」に分類できるが，公法である健康保険法に定められた法人であることから，純粋な「民営」とは言い難い。これに対して，自動車損害賠償保障法によって加入が義務付けられている自動車損害賠償

表7-2 公保険の分類

社会保険	健康保険，公的年金，労災保険，公的介護保険，雇用保険
産業政策保険	農業災害補償共済，貿易保険等
公共福祉関連保険	地震保険，自賠責保険，原子力保険等

(出所) 堀田一吉 (2003)『保険理論と保険政策』東洋経済新報社。

責任保険（自賠責保険）はいわゆる民間保険会社が運営している公保険の代表的な事例である。

　自賠責保険は，公保険であり，民間企業である損害保険会社によって，非営利・強制加入方式で運営されている。この保険は，保険料も自動車損害賠償責任保険審議会での議論によって決められるなど，厳格な規制・管理の下，運営されている民間保険である（かつては保険責任の60％を政府が再保険として引き受けていた）。しかしながら，規制緩和の一環として国の再保険制度は廃止され，現在は民間保険会社が引受けたリスクを100％保有していることから，政府による関与は法による規制に止まっている。さらに，この自賠責保険（公保険）の上乗せである営利・任意加入の自動車保険（私保険）を民間保険会社が販売し，事故が発生した場合には，自賠責保険と任意保険の保険会社が異なる場合でも任意保険会社が窓口となって，被害者に対して示談交渉・保険金支払を行い，支払った保険金のうち，自賠責保険から支払われるものについては任意保険会社から自賠責保険会社に請求する形態をとっている。自賠責保険は対人事故の賠償部分のみに補償が限定されているが，交通事故は対人事故だけではないため，任意自動車保険は車両損害，対物事故，搭乗者の怪我に対する補償等も併せて総合的に提供し，さらに，事故時の示談代行サービスをセットすることで，顧客ニーズに合致した商品となっている。その結果，任意自動車保険の普及率は，対人・対物賠償保険で71.5％，搭乗者傷害保険で58.6％，車両保険で38.3％となっており，今では，ドライバーにとって必要不可欠なものとなっている。民間損害保険会社も自賠責保険と任意の自動車保険を一括して運営することによって，組織・人員などの体制の共有，保険金請求・支払い

におけるワンストップ・サービスの実現など,効率性・利便性を高める制度の運営が行われている。

こうした自動車事故の補償制度における公民の役割分担を参考に,社会保険,とくに健康保険においても公を補完する形での民間企業(民間医療保険会社)のもつ保険というシステム,運営ノウハウ,ネットワークを利用できるかという点について考えてみる。国民皆保険の枠組みの中で,非営利・強制加入方式の健康保険の運営を「民」の主体が行うことについて言えば,「保険」というシステムを活用するという点では同じであり,「非営利」ということで特段の配慮が必要ということにはならない。したがって,考慮すべきは,運営主体が「官」か「民」かということよりも,適切な運営主体を確保するために,どのようなルール(規制)を定めるかということである。

「公保険か私保険か」という対立軸で捉えるのではなく,自賠責保険と(任意)自動車保険のような公私の役割分担を参考にしてシステムを再構築することで,公的医療保険の効率的な運営と民間医療保険を通じた新たな医療費ファンドを創設することはできないだろうか。公保険部分に求められる社会連帯(solidarity)機能は堅持しつつ,私保険部分は様々な創意工夫によって個々人のニーズに応じた保障を提供する仕組みを導入しており,公保険と私保険を民間医療保険会社が一括運営することによる社会資源の効率的活用など,公私分担の新しい仕組みを考えていくことには大きな価値があるものと考えられる。

3)米国の「失敗の本質」

医療保険分野において,民間医療保険の是非を検討する際に,真っ先に思い浮かぶものの一つは,OECD加盟国中随一のGDP対比医療費を消費しつつも,一方で,多くの無保険者をかかえるなど,さまざまな問題を孕んでいる米国の例である。民間医療保険主体の米国の失敗は,医療保険分野における民間医療保険の「悪い例」として引き合いに出されることが多いが,この「失敗の本質」を探り,失敗の本当の原因が民間医療保険そのものにあるのか,あるいは医療保障制度の根本的な制度設計にあるのか,を正しく整理することによって,

改めて民間医療保険の可能性を考えることとしたい。

(1) 無保険者の存在

米国では，高齢者（65歳以上）や障害者等を対象とするメディケアや低所得者を対象とするメディケイド等，公的医療プログラムの対象者は限定的であり，それ以外の一般国民については，雇用主の提供する民間医療保険が主体となっている。大企業従業員に対しては手厚い給付がなされている一方で[5]，中小企業の従業員に対する保険カバーは十分なものとは言えず，メディケイドの対象とはならないものの民間医療保険に加入する資力はない層を中心に，国民の約15.8％（2006年）が無保険者層となっている（US census bureau, 2007）。政府による関与は，主として州政府による民間医療保険への監督規制を通じて行われているが，小雇用主向けの民間医療保険と個人向けの民間医療保険については，保険者が新契約の引き受けと契約更新を拒否することを禁止し，無保険者の発生を防止するための取り組みを行っている。

一方で，わが国では皆保険を実現するため，政府管掌健康保険，国民健康保険といった「官営の公保険」も含めた医療保険者により全国民をカバーする体制がとられており，無保険者は制度の原則上はいない。このように，米国における無保険者の存在は，民間医療保険への規制だけでは対応しきれない層（中小企業従業員，自営業者，無職者等）をカバーする公的な制度が存在しないという，医療保障制度の設計に主たる原因がある。

(2) マネジド・ケア（管理医療）による過剰な受診抑制

1970年代まで，米国における民間医療保険は「出来高払い」が主流であり，その診療報酬は保険会社と医療機関との個別契約によって決定されてきた。この結果，医療費は増加の一途をたどり，保険料を実質的に負担してきた企業の経営圧迫要因ともなったため，1970年代から1980年代には，受診できる医療機関を限定し，その契約医療機関での受診を義務付ける等，加入者の医療サービスの受給を積極的にコントロールすることで医療費を抑制するHMO（Health Maintenance Organization）をはじめとするマネジド・ケア（管理医療）が台頭した。その結果，本来必要な受診さえもが阻害されるといった弊害が生

じ,大きな社会問題ともなった。

そもそもマネジド・ケアが必要とされるほど医療費が上昇した最大の理由の一つとして,医療サービスの価格が保険者と医療機関の個別交渉によって決定されており,かつ従業員の医療費の負担者である企業の医療関連支出に対して,税制上の損金参入が広く認められているため,支出の管理が緩慢であることが挙げられる。これに対し,わが国における医療サービスの価格は,一部例外を除き診療報酬点数表に規定された公定価格であり,保険者と医療提供者との個別交渉の必要はない。また,公定価格制が維持される限り,過度な利益追求・受診への介入もおこりにくい。こうしたことから,わが国において組合健保等の公保険を民間医療保険会社が運営(民営)することになったとしても,公保険部分には公定価格の使用を義務付けるなどの制度設計上の工夫・規制によって,十分に対応が可能と考えられる。

3　医療リスクと保険の設計

1)　年齢とともに増大するリスク

厚生労働省の推計によると,わが国において国民1人が生涯に消費する医療費は平均約2,200万円(1997年)であり,このうちおよそ半分の約1,100万円は70歳を超えてからの費用である(厚生省監修,1999)。ただし,個人レベルで,自分や家族の将来の健康状態や医療費支出を予測することは不可能であり,この不確実性に由来する経済的リスクに対応するためには,個人が貯蓄等で備える方法もあるが,税金を用いたりするよりも,保険のメカニズムを利用することが効果的である。しかしながら,規制のない医療保険市場では,保険者と加入者の間の情報の非対称性に起因する「市場の失敗(Market failure)」を招き,結果として主に低所得者が市場から排除される可能性があることが知られており,これらに対処するために,わが国をはじめ多くの先進諸国では強制保険方式の公的な医療保障制度が存在している。

また,医療のリスクは年齢が上がるにつれて増大するため,一般の保険の原

理にしたがって，個人のリスクに応じた保険料を課すことになると，若年期は保険料が安いが，高齢期に保険料が高くなってしまう。こうした事態を回避するために，公的医療保険においては，保険料を所得比例とすることによって，所得の相対的に高い現役労働者から，退職後所得が低くなる高齢者に所得再分配を行っている（世代間賦課方式）。

　これに対して，加入が被保険者の意思に基づく民間医療保険においては，年齢に伴う保険料上昇の緩和手段として，個人単位の「積立方式」による保険料の平準化を採用している。すなわち，現在一般に販売されている民間医療保険の大多数は，高齢期のリスクと若年期のリスクを平準化して，生涯同一の保険料として販売されている。このように，わが国の公的保険が採用している「世代間賦課方式」ではなく，加入者間のリスク・プールとともに「積立方式」によって個人の生涯を通じたリスク移転を行う民間医療保険の手法は，加入者の人口構造の変化によって負担と給付にほとんど影響がない点はメリットと言える。

2) 入院リスクと通院リスク

　国民医療費に占める入院医療費と通院医療費の割合はほぼ49：51である（厚生労働省大臣官房統計情報部編，2005）。一方，民間医療保険でカバーされているのはほとんどが入院である。通院は入院と比較して，発生頻度が圧倒的に大きいとともに，保険給付要件としての客観性が弱く，医師にかかるほどの怪我や病気でない場合にも通院するなど，本人がある程度裁量的にその件数や日数をコントロールすることが可能と考えられることから，日額保障タイプの医療保険で通院リスクを填補しているものは少ない。

3) 長期の保障における医療サービス単価上昇リスクの負担

　定額給付契約により保険者が加入者に対して，将来の保険事故発生時の一定額の現金の支払いを約束する場合，インフレや医療技術の高度化による医療サービスの単価上昇が発生したとしても保険金支払額は変わらないことから，そ

の単価上昇分のリスクは加入者側が負担することになる。一方，実損填補契約により将来の医療サービスの費用の支払いを約束した場合には，保険者が単価上昇リスクを負担することになる。被保険者にとって合理的な保障は実損填補である。しかしながら，長期的な医療サービス単価の上昇リスクを予測し，それを毎年の固定的な保険料で契約することもできない。このインフレリスク・医療サービス単価の上昇リスクを回避するためには保険期間を短期として，毎年の支払額に見合った保険料に引き上げていくことが必要となったり，長期契約を維持する場合には保険期間の中途で保険成績に応じて保険料を改定する料率変更権を導入せざるを得ない。しかし，日本の民間医療保険では，料率変更権を導入している契約であっても，それを実際に発動した例はこれまでにない。また，医療政策の改定により医療費は大きく変動するが，こうした変動要素をあらかじめ予想して固定的な保険料で契約するスキームを導入することも困難であるなど，こうした仕組みが一般に十分には周知されていない現状を考えると，実際に発動が社会に受容されるかは不透明である。

4　わが国の民間医療保険の現状

1）わが国の民間医療保険の主な給付の内容

　現在，わが国では，民間保険会社の取り扱う医療保険は，人の生死に関して一定額の支払いを約する，いわゆる「第一分野」の生命保険と，事故による損害の填補を約する，「第二分野」の損害保険との中間的存在として「第三分野保険」と位置付けられている。民間保険会社の提供する医療保険は，外資系保険会社が中心となって1970年代から販売を行って広く受け入れられてきた。その後，2001年の国内生命保険会社や損害保険会社にも販売が広く自由化されたため，広く国民に利用されている。一般に民間医療保険に期待される役割は，「患者の負担する医療コストの補償」と「入院や療養による就業不能がもたらす所得の喪失に対する補償」であるが，現在，わが国の民間医療保険の主力商品は，入通院時に実際に負担した費用に応じた給付を行う実損タイプの補

償ではなく,「入院日額×入院日数」のように入院日数等に応じた定額型の給付(日額定額給付)を行うものや,特定の疾病による入院等に対して一時金や年金の給付(特定疾病一時金給付)を行うタイプの商品である。これは,先に述べた実損型医療保険を長期契約として提供しにくいという保険技術上の問題に加え,わが国の公的医療保険制度が充実しているためである。すなわち,公的医療保険の給付範囲が広いため,医療サービスを受給する際に個人が自ら負担しなければならないコストが比較的小さく設定されている結果,実損填補型の商品に対するニーズが小さいことが理由の一つとして考えられる。この点は,第3章で紹介されたヨーロッパ各国で,民間保険が国の医療保険制度の中で,医療費を直接的に補償するものとして重要な役割を果たしているのと大きく異なる点である。

以下に民間医療保険の主な給付の概要を示す。

(1) 定額・一時金給付

わが国では,あらかじめ設定された入院日額に入院日数を乗じた給付金を支払ったり,特定疾病に罹患し,所定の状態になった場合等にあらかじめ設定された一時金が支払われるタイプの民間医療保険が一般的である。

一方で,わが国のこのような定額補償型の保険は,OECD(2004)においては,「入院により喪失する所得を補償するもの」として,医療サービスの受給に伴う支出をカバーする,いわゆる「health insurance」とは一線を画するものという分類である。これらの一定額の現金による給付は患者の負担する医療費の原資として利用される他,入院に伴う就業不能による所得の喪失をカバーするものとして利用されているが,入院1日当たり5,000円から10,000円を最長60日または120日まで支払うというタイプのものが一般的な商品である。

一時金を給付するタイプの商品は,多くはがん,急性心筋梗塞,脳卒中等の特定疾病にかかり,所定の状態になった場合等に特定疾病一時金が給付されるものであり,入院や手術の費用をカバーするのに利用される。さまざまな種類の疾病,状態を対象とする給付が揃っており,がん診断給付,がん,心疾患,脳血管疾患,高血圧,糖尿病等を対象とする手術給付等,日額定額給付契約と

一緒に販売されていることが一般的である。

(2) 実損填補

実際に生じた医療費に応じて給付を行うもので、3割自己負担部分や差額ベッド代等の、公的医療保険給付外で患者が負担する費用をカバーする。わが国には、広い給付範囲を持ち、3割の患者自己負担に関しても高額療養費制度によって一定の限度内でおさまる公的皆保険が整備されていることから、これまで実損を填補するタイプの商品はあまり普及してこなかった。しかしながら、近年は保険外併用療養費制度における公的医療保険の対象外分についての給付を行ったり、国内未承認の治療について一定の自由診療費用に関する給付を行ったりするタイプの商品も登場してきている。第2章で言及されている通り、公的保険財政が極めて厳しい中で、公的保険の給付範囲から不要不急のものを対象外とするディリスティングが進めば、これらを給付に取り込むことによって、実損填補型の民間医療保険のニーズが拡大することも考えられる。

また、海外旅行の際に発生する医療費については、訪問国によって発生する医療費が異なったり、医療機関によってきわめて高額になったりすることがあることから、実損填補するタイプのものが一般的である。

2) わが国における民間医療保険加入者の伸び

高齢化の進展とともに、国民が保険に求める保障機能も死亡に対する保障から、生存中の医療費等の支出に関する補償にシフトしてきており、その結果、死亡保険の販売が伸び悩み、その一方で、医療保険が拡大するという構図が形成されている。さらに、2001年以降の国内生保および損保会社による民間医療保険商品の販売が解禁されたことから、民間医療保険商品の販売が急増している。

生命保険会社が2004年度に支払った民間医療保険の入院・手術給付金の支払額は8,216億円に上っており（生命保険協会，2006）、国民医療費における患者自己負担4.9兆円の約17％に上っている（厚生労働省大臣官房統計情報部編、2004）。ただし、それら保険金・給付金のほとんどが「入院日額×入院日数」

による支払いであり，その使途は問われないため，全額が医療費の自己負担に充当されているとは言い難い。事実，滋野は 1999 年 11 月に独自に行ったアンケート調査（サンプル数，1,300 世帯，世帯員各人が回答）では，民間医療保険への加入は，所得喪失リスクに備えたものであると結論付けている（滋野，2001）。

3）民間医療保険商品設計上の特徴
(1) 健康増進のインセンティブ

保険加入者は，保険への加入という行為によって自らの抱える経済的リスクを保険者に移転し，将来発生する可能性のある費用の負担から解放されるため，保険加入しなければ行っているであろう損害の予防措置，回避行動を怠る，いわゆる「モラルハザード」が引き起こされる可能性がある。医療保険に関していえば，保険加入者が健康維持を怠ったり，また，軽度の病気や怪我でも医療サービスを利用したりするといった行動がこれに該当する。

民間医療保険会社は取り扱う各種の保険において，こうしたモラルハザードに対応するために，加入者に保険事故の発生を防止し，また，保険がカバーするべき加入者の経済的損失を合理的な最小限の金額に抑えるためのインセンティブを，保険契約に含める場合がある。自動車保険でいえば，車両損害の一定額以下の部分を加入者自身が負担する「免責制度」や，保険期間中の保険金請求の有無によって次年度の保険料率が上下する「保険料等級制度」がこれに当たり，その他の保険種目では，保険期間中に保険金請求を行わなかった場合に一定額がキャッシュバックされる「無事故戻し」といった方式が導入される場合がある。

民間医療保険においては，加入者の健康と保険者の収支には概ね正の相関があるといえ（加入者の健康状態が悪化し，通院・入院の頻度が上がれば，保険者の事業収支も悪化する），加入者と保険者の利害関係が一致していることもあって，保険者はインセンティブを用いた加入者の健康維持を積極的に推進することによって，保険商品の付加価値を提供する取り組みを行っている。

こうした民間医療保険におけるインセンティブの代表例としては「健康給付特約」がある。これは，一定期間内に保険金請求が全く行われなかった場合や少なかった場合に，加入者にキャッシュバックを提供するものであり，5年ごとに支給されるものや，一定年齢到達時に支給されるものなどがある。

(2) 高齢期に向けたファンド形成

米国の Health Savings Account（HSA）は，加入する医療保険における免責や一部自己負担といった患者が自ら負担する医療支出を賄うことを主目的とした制度であり，税制上の優遇策が設けられて普及が推進されているものであるが，こうした自助努力による資金の積立ては健康であった場合は高齢期での生活費に，また，病気になった場合には医療・介護費用に充てることもでき，将来の所得サポート機能を併せ持つ制度である。

この制度がわが国にも導入される場合には，税制上の優遇措置が必要となるが，HSA に類似した機能を，支払保険料のキャッシュバックによって提供する保険商品が既にわが国で登場しており，その代表例が，アリコ社の終身医療保険「リターンズ」である。この商品は，「支払った保険料相当額が全額戻ってくる」というコンセプトの商品であり，生存還付給付金算定期間の満了時（65歳等に設定）に生存していれば，それまでに支払った保険料相当額から，それまでに受け取った入院等の給付金と5年ごとに支給される健康ボーナスの合計額を差し引いた金額を「リターンボーナス」として給付されるというものである。この保険では，死亡保障を低額に設定するとともに，月々の保険料を高めにすることによって，この保険料の運用益を実際のリスクに応じた保険料コストとして充当するものであるが，「保険料が全額戻ってくる」というコンセプトは，高齢期に向けたファンドを必要とする消費者ニーズにこたえたものである。

(3) 付帯サービス

民間医療保険会社においては，保険を軸とする総合的な「安心の提供」の一環として，加入者に提供する各種の付帯サービスの開発を行ってきている。

損害保険分野の主力商品である自動車保険，火災保険等においては，事故後

の対応のみでなく，ロードサービスやロスプリベンション・サービスとして，事故のヒストリー分析や事故・災害に関するさまざまな情報を提供したり，事故の多発地点等の情報を提供したりするなど，事故を予防するためのサービスが積極的に開発されている。

一方，医療保険分野においても，これまでにもさまざまな保険に付加価値を提供する取り組みを行い，加入者のニーズに対応してきている。24時間で常駐の医師，看護師が対応する電話健康相談や，医療機関データベースから加入者の症状に応じて居住地域の専門医を紹介するサービスは，医療機関受診前の加入者の健康に関する不安の解消・軽減に貢献している。一方，現在受けている治療についての専門分野ごとの総合相談医を紹介するセカンドオピニオンサービスは，医療機関受診後の加入者をフォローするサービスである。また，検診の割引サービスのような予防分野に関わる取組みも行われている。

5 諸外国での民間医療保険の役割

1）公的医療保険と民間医療保険の役割分担のパターン

第3章の通り，欧州において社会保険方式で医療サービスを提供している国々では，それぞれ何らかの形で民間医療保険が医療保険システムに組み込まれ，公費財源との負担の按分や効率化の推進といった機能を果たしている。ここでは，各国の医療保険制度のなかで民間医療保険の果たしている役割を改めて整理することによって，日本の現状と照らして応用の可能性を検討することとしたい（表7-3）。

(1) 補足的民間医療保険

フランスでは，公的医療保険制度を補強する民間医療保険が重視されており，患者自己負担部分をカバーする補完的保険と，公的医療保険給付外の医療サービスをカバーする補足的保険が，職域の共済組合を中心に広く発達してきた。現在では，普遍的疾病給付（CMU）により低所得者の補完的民間医療保険加入が確保され，92％という高い加入率を達成し，医療保険制度の中で確たる

第Ⅱ部　次世代型医療制度をささえる仕組み

表7-3　各国における民間医療保険の役割

	オランダ	ドイツ	フランス
公的医療保険対象の医療サービス	○	△ (一部国民のみ対象)	×
公的医療保険における一部自己負担	×	×	○
上記に含まれない医療サービス	○	○	○

（出所）　筆者作成。

位置づけを維持している。

　この結果，フランスでは医療費全体における民間医療保険による給付は12.5％となっており，この数字はドイツの9.2％よりも大きく，また，日本の民間医療保険による給付の0.3％[6]に比べて，極めて大きいものとなっている（OECD, 2007）。

　このように，フランスでは民間保険が大きな役割を果たしているが，同時に政府による規制も強化されている。補完的民間医療保険は，公的保険の患者自己負担分を民間保険が肩代わりするものである。その結果，公的保険が意図している過剰受診の抑制に支障をきたす恐れがある。そこで，フランスでは，医師による検査・診察ごとの1ユーロの免責制度部分には，補完的な民間保険の適用を認めないなどの工夫がなされている。また，上記のCMUは，低所得者の補完的保険加入をサポートするとともに，保険者によるリスク・セレクションが生じにくい仕組みを採用している。すなわち，加入時に申込者の健康リスクを把握するために，「健康告知書」を取得する場合には保険者に一種のペナルティとして保険料税の上乗せ課税を行っている。そして，この保険料税は低所得者の補完的保険への加入支援ファンドとして用いられている。

　このように，公的保険と民間保険が共存するためには，政府の適切な関与が不可欠である。わが国ではこれまで，公的医療保険における高額療養費制度の存在によって患者の自己負担額が比較的低く抑えられてきたため，フランスのような補完的民間医療保険に対するニーズはあまり顕在化していない。しかし，

今後の医療財源を確保するために，医療サービスの必要度等による自己負担割合の調整や，保険免責制の導入も必要となるであろう。こうした点を考えると，フランスのシステムは，今後のわが国の民間保険を考えるうえで参考になる。

(2) 基礎的（代替的）民間医療保険

オランダでは，3層構造の医療保険制度の中で，急性疾患や1年以内の入院をカバーする「第2層保険」については，従来は疾病金庫により提供されてきた。しかし，2006年の制度改革によって，従来は任意加入が認められた高所得者にも加入義務を課し，国民皆保険を達成するとともに，疾病金庫を民間事業者の扱いとして，疾病金庫と民間医療保険会社とをイコールフッティングとした。

また，スイスでは，基礎的保険は疾病金庫，補足的保険は民間医療保険会社が提供するという棲み分けが行われているが，実際には，これらの基礎的保険を提供する疾病金庫と，補足的保険を提供する民間医療保険会社とが，同一のグループの中で一体的に経営されており，民間事業者が基礎的保険と補足的保険を合わせて提供している実態にある。なお，スイスにおいても1996年の改革において，どの疾病金庫にも加入できるという国民の保険者選択権を維持しながら，基礎的保険への加入を全国民に義務付ける皆保険が実現している。

これらの国々では，民間保険会社によるリスク選択を防止するために，保険者に対して，申込者全員を加入させる義務（open enrollment）を課すとともに，保険料算出に健康リスク要素を用いないよう制限（オランダ：所得依存保険料＋定額保険料，スイス：地域一律保険料）を行っている。

ドイツでは，高所得者や公務員，自営業者等，一部の国民に公的な基礎的医療保険への加入義務を免除した結果，国民の約1割が公的医療保険に加入する代わりに民間医療保険会社の提供する基礎的保険に加入している。

2）民間医療保険における加入者の利便性向上のための取り組み

各国の民間医療保険において加入者の利便性向上のために行ってきたサービスが，社会のインフラとして根付いている例としては，フランスの民間の保険

者であるミュチュエル（共済組合）による給付償還窓口の一本化が挙げられる。

フランスの医療保険は外来については医療費を一度患者が立て替えたあと，償還払いする制度を採用している。しかし，ミュチュエルは，加入者への基礎的保険部分の償還を代行し，債権譲受によりミュチュエルが基礎的保険の保険者に対して事後的に償還請求を行うことによって，加入者に対する償還窓口の一本化を実現している。

日本では，フランスと異なり基礎的保険が現物給付方式であるので，加入者への医療費の償還は原則行われていないが，医療機関に対して基礎的保険部分と保険給付されない上乗せ部分を一括して支払う医療費支払いの一本化が導入できれば，医療機関の利便性を向上させることに繋がるであろう。

3）現行の日本の医療制度への応用の可能性

オランダ，スイスのように民間医療保険者，公的医療保険者（疾病金庫）を同等のものとして競争市場を形成することによって，運営の効率性が高まることが期待される。しかし，医療保険制度は，各国の国民性や歴史の影響を特に強く受けるものであり，現在，世界各国においてさまざまな形態の医療保険制度が存在し，そのどれもが一面での成功とともに，他の面での問題をかかえていることも事実である。したがって，そのうちのどれかひとつが唯一の解であるという類のものではなく，日本への応用の可能性を検討するにあたっては，現在の日本の制度，かかえる課題等との類似性を検討することが参考となるであろう。

上述の4カ国のうちで，わが国の現状からの距離を考えると，フランスの形態は，充実した公的保険制度を中心とし，医療保険，医療提供体制の整備において，国，自治体の担う役割が大きい点，患者自己負担を拡大することにより公的医療保険制度からの支出を抑制しようという点等，わが国の現状に近く，公的医療保険の枠組みで平等な医療アクセスを堅持しながら，民間保険を用いて選択を与えるとともに，効率を向上させる取り組みはわが国の次のステップとして参考になるものと考えられる。

6　わが国の民間医療保険の可能性

1）民間医療保険の役割の強化

　公的医療保険の持続可能性を高めるためには，今後，その適用範囲を重点化する一方，これまで述べてきたように，民間医療保険との共存の道をさぐっていかなければならない。フランスでは，民間保険が，公的医療保険の一部自己負担や給付外の医療サービスを幅広くカバーしているが，わが国でも民間医療保険会社がこうした保険を提供し，さらに公的医療保険と民間医療保険の効率的な運営が図れるよう検討を進めるべきである。また，わが国の自動車保険のように，民間の保険会社が，公的医療保険に関わる各種の業務を受託し，一体的に処理するという形態も考えられる。これらの点については，本章第4節で述べたわが国の民間医療保険の特徴や商品設計上の限界を踏まえつつ，今後，加入者の利便性を高める視点からさらに検討する必要がある。

　この場合に留意しておく必要があるのは，公的医療保険の給付対象外となる医療サービスと，経済的に民間保険に加入することのできない低所得者への対応方法であるが，この点については「選択的な医療サービス」以外のものは厳密に公的医療保険の対象として公的医療保険の給付範囲を広めにとる手法と，フランスのように公的医療保険の給付範囲をある程度限定的にする一方で，民間保険への加入を経済的に補助するといった手法との二通りの対応が考えられる。

　この際には，第2章で言及されたように，公的医療保険においては，保険給付の重点化という観点から客観的エビデンスに基づいて，不要不急の給付や，歯科，薬剤費の一部や室料等におけるアメニティ部分のディリスティング，患者自己負担率の弾力化，および，免責制を導入することによって，公的保険の役割を保険本来の「過度な個人の経済的負担を解消・緩和する」機能に絞込み，そうした公的医療保険に対して民間医療保険による上乗せ給付や選択の拡大を提供することが考えられる。

２）民間保険会社による公的医療保険の運営マネジメントと付加価値の提供

　このように，民間医療保険を公的医療保険の補足的保険として機能させるために，両者のあり方として参考になるのが，先に述べたわが国の公的な強制保険である自賠責保険と民間の提供する任意自動車保険における保険金算出・支払の仕組みである。

　自賠責保険は，自動車損害賠償保障法に基づき自動車事故の被害者救済を目的として，すべての運行の用に供する自動車が加入することとなっている強制保険であり，被害者に対して治療費の他，休業補償，逸失利益，慰謝料などが支払われるが，それぞれの項目ごとに支払い金額の規定（限度額）がある。一方，任意自動車保険は文字通りの任意加入の保険であり，自賠責保険の限度額を超える部分の上乗せ補償を行うものである。この任意自動車保険は1974年の事故処理における事故相手方との示談代行サービスの導入によって，保険本来の補償機能の枠を超えて，金銭面だけでない加入者の事故時の負担・不安の解消に貢献することとなった。これは民間医療保険会社が顧客ニーズに応えた有益なサービスといえ，現在ではすでに社会のインフラとしてなくてはならないものとなっていると言っても過言ではないであろう。さらに，保険会社が異なっている場合であっても自賠責保険と任意自動車保険の保険金を一括して任意保険会社が支払うことによって，保険金支払手続き上は保険の二重構造による非効率性を解消するとともに，加入者，被害者の利便性の向上に貢献している。

　医療保険分野でも民間保険会社が，保険サービスの提供に加えて，公的保険の運営マネジメントを請け負うことによって，加入者のニーズに直接的にアプローチし，その効用・利便性の向上に寄与する新たなサービスを創出していくことの可能性も期待できるものと思われる。

　こうした医療分野での新たなサービスとしては，当面，特定健診・特定保健指導や，健康相談，健診・レセプトデータの突合による加入者の健康管理（受診状況の管理）といった各種保健事業が考えられる。民間保険会社においては，保険ビジネスの運営の中で医療関連分野に関して従来から蓄積してきた専門性，

ファシリティを活用して，すでに，疾病管理の手法による被保険者の健康管理等のサービスを積極的にビジネス展開しているものも多い。今後，保険者への特定健診・特定保健指導の義務化によって，公的医療保険の枠組みのなかでもこれらの分野がさらに重要となる中で，保険者に代わってこうした分野でサービスを提供することは，保険者，加入者の双方にとってのメリットとなるであろう。また，健診およびレセプトデータを用いた加入者の健康管理においては，従来，保険会社が顧客の損害防止アドバイスのために行ってきた，保険金支払いデータの分析に基づく原因特定，課題抽出のノウハウが活用できる可能性がある。

　なお，個々人の医療情報は厳格な守秘性が求められる個人情報であるので，民間事業者がこうした業務を受託する場合には，的確な管理が確保されるための業務体制・プロセスに関する公的な認定や点検の仕組みを十分整備する必要がある。

　こうした保険管理業務や保険者機能を専門的に請け負う民間医療保険会社に，現在の公的医療保険者からの業務委託が進めば，規模のメリットも働くことになり，また，様々なノウハウが集積することによって，結果として社会全体としての効率化，効用の増大をもたらすであろう。

　このような公的保険の運営マネジメントを，市場競争の中でスキルを高めてきた民間保険会社がより効率的に実行できることが示されたときには，オランダ，スイスのように民間保険会社が，現在，公的保険のみでまかなわれている領域にも，公的保険者と対等な「保険者」として参入し，被保険者にとっては，より広い選択肢の中から保険者の選択を行うことができるようになり，医療保険制度の質の向上，効率化に貢献するという将来像も十分に考えられるだろう。

3）民間医療保険活用のさらなる可能性

　わが国における国民皆保険制度は，今後とも維持・強化していくことが必要であるが，一方で，今後の超高齢社会を前提に考えると，公的医療保険制度の効率的な運営がますます重要になってくるであろう。上記の通り，個々の国民

が保険者を選択できる制度の導入や，公的医療保険制度を運営する事業者の一人として民間医療保険会社も参入することになれば，公的医療保険者，民間医療保険者のいずれもが一層の経営努力を促進することにより効率的な公的医療保険の運営が図れるであろう。一方で，民間医療保険会社の場合には，加入制限，リスクに応じた保険料設定，マーケティング等のリスク選択を行うことによって，所得や健康状態に基づく医療サービスへのアクセスの不平等を招くおそれもある。そのため，国民の適切な医療アクセスを保証するためには，諸外国で行われているような，保険者の資格・営利性に関する基準，加入保証(open enrollment)，保険料設定方法に関する制限等の規制が必要である。また，こうした条件を満たした保険会社の場合には，以下の保険商品や付帯サービスの改良・拡大を図ることが期待できる。

現在の公的医療保険において給付の対象とはなっていない「予防」に関わる対応である。昨今，とくに生活習慣病に関する予防，重症化防止が強調されているが，これらの役割をすべて，特定健診・特定保健指導や，国民の自らの経済的負担による自発的な努力のみに委ねるのは困難であり，何らかの形でこうした予防の取組みを支援する仕組みが必要である。この点への対応としては，いかに「保険事故（給付のトリガー）」を定義するべきか，といった保険設計に関する技術的な問題はあるものの，民間医療保険において「予防」を給付の対象に含めるということや，または，加入者の予防のための努力を保険料に反映させ，そうした活動に金銭的インセンティブを提供するといったことが考えられる。

7　おわりに

わが国がこれから迎える超高齢社会において，国民皆保険制度の下ですべての国民に適切な医療サービスを保証し，国民の健全な生活を維持するには，さらなる医療財源が必要であるが，一方で，少子化による公的財源の担い手の減少は，今後の公的財源のさらなる逼迫をもたらす。そうしたなかで，本書の提

案した医療提供体制の改革の徹底を図ると同時に，公的医療保険の給付範囲の重点化を避けて通ることはできない。そのための重要な選択肢の一つは，政府の適切な関与のもとに，公平と効率のバランスを図りつつ，民間保険の役割を強化することである。

　民間医療保険の果たす役割は，保険の提供という面にとどまらない。民間医療保険会社の創意工夫を通じて，給付提供における公的医療保険，民間医療保険を一体的に処理する事務プロセス等による加入者の利便性の向上や，疾病管理などの保健事業による加入者の健康管理等，さまざまなサービスが開発されることも期待される。今後，民間医療保険が，わが国の医療保険制度改革の重要な一つの柱となることを期待したい。

注
(1) 健康保険法等の一部を改正する法律附則第2条第2項の規定に基づく基本方針（医療保険制度体系及び診療報酬体系に関する基本方針）。
(2) 2007年11月総務省推計。
(3) 協同組合や共済団体等が運営する共済を含む。
(4) 損害保険料率機構「自動車保険の概況　平成19年度（平成18年度データ）」。なお，本データは民間保険会社の自動車保険に関するものであり，上記注(3)の共済のものは含まない。
(5) 大企業ではわが国の健保組合と類似の，自家保険（self-insurance）を採用するケースが多い。なお，実際の運営は，保険会社，HMOまたは被用者福祉管理業務代行会社，および，ブルークロス・ブルーシールド等の専門的機関に委託されている。
(6) OECDの統計上は，実損填補を行うタイプのもののみ民間医療保険として扱っており，日本で主流の日額定額給付や特定疾病一時金給付を提供するタイプのものは含まれていない。

参考文献
堀田一吉，2003，『保険理論と保険政策』，東洋経済新報社．
堀田一吉，2006，『民間医療保険の戦略と課題』，勁草書房．
中浜隆，2006，『アメリカの民間医療保険』，日本経済評論社．
中浜隆，2007，「民間医療保険の役割——日米の比較を通じて」『保険学雑誌』，第596号．
保険毎日新聞社，2002，『2002年版自賠責保険のすべて』，保険毎日新聞社．

第Ⅱ部　次世代型医療制度をささえる仕組み

保険毎日新聞社，1991，『最新版自動車保険の査定実務』，保険毎日新聞社．
The OECD Health Project, 2004, "Private Health Insurance in OECD Countries", OECD Publications.
US census bureau, 2007, "*Income Poverty, and Health Insurance Coverage in the United States : 2006*".
厚生省監修，1999，『厚生白書（平成11年版)』，ぎょうせい．
厚生労働省大臣官房統計情報部編，2005，『国民医療費（平成17年)』，厚生統計協会．
生命保険協会，2006，『2006年度版生命保険の動向』．
厚生労働省大臣官房統計情報部編，2004，『国民医療費（平成16年)』，厚生統計協会．
滋野由紀子，2001，「民間医療保険の需要に関する分析」，瀬岡吉彦・宮本守編著，『医療サービス市場化の論点』，東洋経済新報社．

索　引

あ行

亜急性期病床　9
アドバースセレクション　16
アメニティ（関連サービス）　11, 70, 72, 86, 219
医科点数表　178
医師の偏在問題　59
医師誘発需要　→誘発需要
一次予防　155, 156
1日当たり定額　189
1入院当たり定額　189
一般医（GP）　94, 107, 113
一般歳出　5
一般社会税　93, 103
一般制度　92
一般病床　9, 194, 196
一般福祉税　39
医療格差　81, 94
医療機関機能評価係数　187, 192
医療機関別係数　187, 189, 192
医療基金　37, 42
医療技術の経済評価　169
医療機能調査　60
医療給付費　6, 203
医療供給確保　137
医療近代化法　101, 106
医療経営人材育成事業　62
医療計画　57
医療経済研究機構　168
医療圏　142
医療サービスの標準化　8
医療資源配分　81, 187, 194
医療資源必要量　194, 198
医療施設体系　54
医療制度（構造）改革（大綱）　2, 18, 31, 69

医療提供体制　3, 7, 51, 74, 177, 184, 196
医療費適正化（計画）　19, 21, 37, 69, 112, 125, 129, 151, 197
医療費の地域差　143
医療崩壊　59, 74, 137
医療法等の一部改正法　51
医療保険アクセス法　120
医療保険基金　102, 127
医療保険支出全国目標（ONDAM）　93, 97, 99, 100, 107, 130
医療保険制度の一本化　→（医療）保険制度の一元化
インフォームド・コンセント　181
エイジ・フリー　67
営利性　101
疫学研究倫理指針　165

か行

介護保険　2
介護療養型医療施設　20
介入プログラム　173
（国民）皆保険　17, 27, 38, 57, 82, 83, 86, 90, 97, 177, 201, 221
かかりつけ医　8, 60, 108
家庭医　107
家庭医モデル　106, 107, 113, 130
加入希望者受入れ義務（open enrollment）　36, 98, 120, 121, 217, 222
ガバナンス　63
株式会社による医療機関経営　62
カルテ　139
患者満足度　62
管理競争（管理された保険者の競争）　5, 83, 122, 131, 133
機会費用　139

225

技術進歩　4
基準医療費　150
基準超過費用額共同負担金　145
基礎保険　82, 90, 114, 130
機能評価係数　→医療機関機能評価係数
(医療機関の)機能分化 (・連携)　8, 59, 63, 177
基本方針　201
急性期医療　7, 11
急性期の入院医療　177
急性期病床　53, 194, 196
給付と負担のバランス　202
強制健康保険制度 (CTZ)　89
強制 (医療) 保険　10, 82, 92, 114, 208
拠出金　65
組合健康保険 (組合健保)　28, 144, 204
クリーム・スキミング　98, 121, 132
警告委員会　107
経済財政諮問会議　19, 74, 96
ケース・ミックス　185
ゲートキーパー　8, 60, 94, 107, 187
決定給付範囲　90
現金給付　73, 142
健康管理 (健康増進) プログラム　7, 161
健康給付特約　214
健康 (状態) 告知書　118, 216
健康寿命　159
健康増進 (Health promotion)　156
健康日本21　155, 159, 174
健康保険組合 (健保組合)　6, 151
健康保険法等の一部を改正する法律　2, 48, 51
健康保護 (Health protection)　156
健診データ　168
現物給付　73, 92, 93, 101, 142, 218
現物給付型　116
広域連合　26, 31
高額医療費共同事業　145
高額療養費制度　67, 87, 212, 216
後期高齢者医療支援金　155

後期高齢者医療制度　3, 24, 29, 36, 43
後期高齢者支援金　171
公正取引委員会　105
構造　180
高等医療局　111
公費改革　41
公費の投入　5
公保険　204
高リスクアプローチ (High risk approach)　155, 157, 170, 174
高齢化修正GDP　94, 100
高齢者独立保険　39
コールセンター・プラン　132
国保組合　42
国保ヘルスアップモデル事業　161
国保連合会　147
国民健康保険 (国保)　6, 28, 143, 150, 204
国立社会保障人口問題研究所　1
個人医療情報制度　112, 131
個別ケア予算　89
これからの医療経営の在り方に関する検討会　61
コングロマリット　88
混合診療　11, 52, 71, 87
コンプライアンス　143

── さ行 ──

(保険者間の) 財政調整　17, 31, 83, 87, 92, 101, 119, 144
財政調整交付金　64, 144
在宅療養支援診療所　8, 56, 60
(所得) 再分配　67, 84, 91, 102, 119, 120, 123, 125, 129, 131, 144, 202, 209
再保険　145
参照医　94, 107
参照価格制　71
三次予防　155, 156
ジェネリック品　71, 73
資格確認事務　148
資格過誤による返戻　148

索　引

資源準拠相対評価尺度（RBRVS）　108
（患者一部）自己負担　3, 18, 51, 66, 68, 74, 95, 198, 212
市場の失敗（Market failure）　4, 44, 208
システマティックレビュー　163
施設基準　180, 193
事前包括払い　36, 42
持続可能（性）　5, 19, 35, 219
示談代行サービス　205, 220
実損填補　210
質調整生存年（Quality Adjusted Life Year：QALY）　171, 174
疾病管理（Disease management）　106, 113, 130, 155, 158, 174, 220
疾病金庫　85, 86, 88, 89, 90, 100, 114, 118
疾病予防（Disease prevention）　156
自動車損害賠償責任保険（自賠責保険）　10, 204, 220
自動車損害賠償責任保険審議会　205
自動車損害賠償保障法　204, 220
支払基金　146
私保険　204
社会医療法人　64
社会的入院　20
社会保険方式　64
社会保障財政法　93
社会保障番号制度　149
集団アプローチ　155, 157, 170
主治医　107, 113
ジュペ・プラン　93, 99
需要管理　157
障害調整生存年（Disability Adjusted Life Year：DALY）　171
償還払い　92, 93, 101, 109, 116, 119, 218
情報開示　57
情報提供（群）　161, 173
情報の非対称性　3, 63, 73, 138, 208
情報量の偏在　→情報の非対称性
将来人口推計　1
職員代替金庫　127

所得依存型保険料　84, 89, 102, 123, 127, 134
所得捕捉　34, 129
自律性（自律原則）　93, 95, 104
診断群分類　177, 186
人頭制　108
診療報酬（体系）　8, 55, 60, 177, 179, 183
診療報酬審査支払機関　181
診療報酬請求明細書　→レセプト
診療報酬体系の見直し　186
診療報酬データ　11
診療報酬の包括化　95
スタンダード・タリフ　120
生活習慣改善プログラム　161, 164
生活習慣病　7, 20, 23, 112, 222
政府管掌健康保険（政管健保）　6, 28, 42, 144, 150, 204
セカンドオピニオンサービス　215
セクター1，セクター2，セクター3　109, 131
積極的支援（群）　161, 173
前期高齢者医療制度　3, 36, 43
全国健康保険協会　29, 144
全国品質保証委員会（NCQA）　133
選択と集中　197
選定療養　11, 72
総額（予算）管理（制）　20, 24, 94, 130
早期治療　156
早期発見　156
総合規制改革会議（規制改革・民間開放推進会議）　62, 71, 74
相対係数　191
総枠予算（方式）　112, 179, 184
卒後臨床研修制度　137

――――――た行――――――

第一分野　210
第三者払い　93
第三分野　210
退職者医療制度　18, 65
対人給付　83, 103

大数の法則 142
代替型（民間保険） 10, 85, 89, 90, 103, 114, 116, 121
第二分野 210
短期医療保険 89
団体契約 117
地域医療連携体制 193, 198
地域型健保組合（地域型健保） 29, 42
地域別単価 198
小さな政府 15
中央社会保険医療協議会（中医協） 169, 178
長期保険 65
調整係数 187, 189, 192
突き抜け方式 27
積立方式 91, 101, 118, 209
（日額）定額給付 209, 211
定額保険料 84, 89, 101, 102, 123, 127, 129, 134
ディリスティング（de-listing） 70, 203, 212, 219
出来高払い 16, 37, 55, 108, 112, 177
デッカー・プラン 101, 134
統一ケア 112, 120
動機付け支援（群） 161, 173
等量線（isoquants） 58
ドクター・フィー 186, 189
特定機能病院 185
特定健康保険組合 26
特定健診・特定保健指導 7, 155, 160, 168, 171, 174, 220, 222
特定疾病一時金給付 211
特定療養費 70, 183
特別医療費補償制度（AWBZ） 89, 134

な行

7対1看護 8, 54, 59
ニコチン依存症管理料 169
二次予防 155, 156
日本学術会議 59
日本型経営 63

入院期間Ⅰ，入院期間Ⅱ 190
任意自動車保険 205, 220
年金記録問題 2, 15
ノークレーム・ボーナス 117

は行

パブリケーション・バイアス 165
非営利義務 88
非営利性 61, 100
評価療養 11, 72
費用効果分析 169
被用者保険金庫 92
被用者保険の間の一元化 31
標準報酬の上下限 67
費用対効果 81
付加サービス 203
賦課方式 1, 91, 101, 118, 202, 209
付帯サービス 214
普遍的疾病給付法（CMU） 86, 92, 103, 114, 116, 129, 130, 132, 215
プライマリー・ケア集団 131
ブランド品 71, 73
フリーアクセス 44, 56, 97, 107
プロセス 180
平均在院日数 20, 54, 180
平均への回帰 163
米国利用監視認証委員会（URAC） 133
包括払い 112, 185
ボーナスプラン →ボーナス保険
ボーナス保険（ボーナスプラン） 40, 117
補完型（民間保険） 10, 70, 85, 92, 109, 114, 116, 130, 215
補完保険 →補完型（民間保険）
保険外併用療養費 11, 70, 71, 73, 183, 212
保険外併用療養費制度 →保険外併用療養費
保険（としての）機能 51, 64, 74, 84, 91
保険基盤安定制度 128, 144
保険財政共同安定化事業 28, 145
保健（予防）事業 7, 142, 145, 151, 155, 156, 170, 220

索　引

保険者間競争　6, 29, 37, 82, 88, 96, 98, 122, 123, 126, 130, 131, 133
保険者機能　7, 36, 119, 130, 137, 141
保険者選択　6, 17, 34, 37, 42, 45, 90, 98, 101, 131, 150
保険者の再編（・統合）　18, 28, 37, 82
(医療) 保険制度の一元化　18, 28, 30
保険制度の一本化　30
(公的) 保険の給付範囲　11, 51, 68, 70, 74, 86, 92, 211, 219
保険プランの選択　39, 45
保険料税　216
保険料等級制度　213
ホスピタル・フィー　186
捕足医療保険　→補足型（民間保険）
補足型（民間保険）　10, 40, 70, 85, 87, 88, 89, 90, 92, 114, 116, 129, 130, 215
補足保険　→補足型（民間保険）
骨太の方針2001　96

ま行

マクロ経済スライド　2
マクロ効率性　96
マネジド・ケア　95, 96, 105, 132, 155, 157, 174, 202, 207
マルコフモデル　169
丸め　185
慢性期医療　11, 195
慢性期入院医療　177
ミクロ効率性　96
ミュチュエル（共済組合）　114, 116, 118, 218
民間事業者　7, 155, 172, 174
民間 (医療) 保険　9, 70, 82, 85, 86, 89, 90, 98, 100, 118, 199
無事故払い戻し（無事故戻し）　102, 213
無床診療所　54
無保険者　207
メタボリックシンドローム（内臓脂肪症候群）　155, 161, 171, 173
メディケア　28, 83, 158, 170, 187, 207

メディケア＋チョイス・プログラム　114
メディケイド　28, 83, 207
(保険) 免責制度　20, 67
免責保険　40
持分の定めのある医療法人　64
モラルハザード　70, 145, 213

や・ら行

薬事法　181, 183
有床診療所　54
(医師) 誘発需要　44, 139
4疾病5事業　56, 60
ランダム化比較研究　163
リスクセレクション（リスク選択）　16, 98, 121, 123, 125, 132, 150, 217, 222
リスク構造調整基金　103, 127
リスク構造調整プレミアム　101, 134
リスク（構造）調整　7, 37, 42, 83, 89, 102, 122, 125, 128, 131, 132
リスク調整プレミアム　123
リスクによる層別化　159
リスクプール　151
リハビリテーション病床　9
良質な医療を提供する体制の確立を図るための医療法等の一部を改正する法案　2
療養給付費負担金　144
療養病床　20, 45, 54
料率変更権　210
臨床試験登録システム　165
倫理審査委員会　165
レガシイ・コスト　27, 35, 40
レセプト　139, 146, 181
レセプト完全オンライン化　60
レセプトデータ　149, 168, 220
連邦医療保険法（LAMal）　86, 88, 97, 101, 102, 114
老人保健拠出金　144
老人保健制度　3, 18, 26, 143
老齢準備金　118
ロスプリベンション・サービス　215

229

欧文

ADL（日常生活動作） 8, 61, 186
AWBZ →特別医療費補償制度（AWBZ）
BMI 160
CCAM 108, 113, 130
CMU →普遍的疾病給付法（CMU）
CMU法 →普遍的疾病給付法（CMU）
CNAMTS（被用者全国金庫） 106
DBC（疾病・治療分類） 105, 110, 113, 130
DPC（Diagnosis Procedure Combination）
　　7, 8, 9, 56, 177, 185, 188, 197
DRG（DRG/PPS） 61, 110, 112, 187
Future Elderly Model（FEM） 170
GP →一般医（GP）
HCFA-DRG 188
Health Savings Account（HAS） 214
HMO（Health Maintenance Organization）
　　96, 102, 105, 157, 207
LAMal →連邦医療保険法（LAMal）
MEDIX 105, 132
MIPP（クリニカル・パス） 110
NGAP 108
NHS 83

NHS病院評価 105
OECDのヘルス・データ 5, 21, 53
ONDAM →医療保険支出全国目標
open enrollment →加入希望者受入れ義務
　　（open enrollment）
Opt out 118
P4P（Pay for performance：成果に基づく診
　　療報酬支払い） 181
PCDAサイクル 60
PFI 97
PPO（Preferred Provider Organization）
　　157
QALY →質調整生存年（Quality Adjusted
　　Life Year：QALY）
QOL 171
RAND 170
RBRVS →資源準拠相対評価尺度
　　（RBRVS）
T2A 111
TARMED 108, 113
UMIN（University Medical Information Network） 165

《執筆者紹介》(執筆順)

田近栄治(たぢか・えいじ) はしがき(尾形と共著),第1章,第7章(尾形と共著)
 編著者紹介参照

尾形裕也(おがた・ひろや) はしがき(田近と共著),第2章,第7章(田近と共著)
 編著者紹介参照

佐藤主光(さとう・もとひろ) 第3章
 1969年 生まれ
 1998年 クイーンズ大学経済学部(カナダ)博士号取得
 現　在 一橋大学大学院経済学研究科,国際・公共政策大学院准教授
 主　著 『医療と介護の世代間格差——現状と分析』(共編著)東洋経済新報社,2005年
    「医療保険制度改革と管理競争——オランダの経験に学ぶ」『会計検査院研究』第36号,2007年,41-60頁
    "Long Term Care: The State, the Market, and the Family," (with Pierre Pestieau), *Economica*, Vol 75, Issue 299, August 2008, pp. 435-454

泉田信行(いずみだ・のぶゆき) 第4章
 1969年 生まれ
 1998年 一橋大学大学院経済学研究科博士課程単位取得退学
 現　在 国立社会保障・人口問題研究所社会保障応用分析研究部第1室長
 主　著 『新時代に生きる医療保険制度』(共著)薬事日報社,2004年

福田　敬(ふくだ・たかし) 第5章
 1964年 生まれ
 1995年 東京大学大学院医学系研究科博士課程修了
 現　在 東京大学大学院医学系研究科准教授
 主　著 『薬局機能評価マニュアル(改訂2版)』(監修)じほう,2003年
    『新時代に生きる医療保険制度』(共著)薬事日報社,2004年
    『講座医療経済・政策学第4巻　医療技術・医薬品』(共著)勁草書房,2005年

伏見清秀(ふしみ・きよひで) 第6章
 1960年 生まれ
 1985年 東京医科歯科大学医学部医学科卒業
 現　在 東京医科歯科大学大学院准教授
 主　著 『DPCデータ活用ブック第二版』(編著)じほう,2008年
    『医療白書2007年度版』(共著)日本医療企画,2007年
    Fushimi, K et al. "Functional mapping of hospitals by diagnosis-dominant case-mix analysis.", *BMC Health Services Research*, 7 : 50, 2007

《編著者紹介》

田近栄治（たぢか・えいじ）
1949年　生まれ
1981年　ミネソタ大学大学院経済学部博士課程修了，経済学博士号取得
現　在　一橋大学大学院経済学研究科，国際・公共政策大学院教授
主　著　『年金の経済分析──保険の視点』（共著）東洋経済新報社，1996年
　　　　『昭和財政史──第4巻租税，昭和49～63年度』（財務省財務総合政策研究所財政史室編，分担執筆）東洋経済新報社，2003年
　　　　『医療と介護の世代間格差──現状と分析』（共編著）東洋経済新報社，2005年
　　　　『日本の所得分配──格差拡大と政策の役割』（共編著）東京大学出版会，2006年
　　　　『アジア投資からみた日本企業の課税』（共編著）中央経済社，2007年　など

尾形裕也（おがた・ひろや）
1952年　生まれ
1975年　東京大学工学部都市工学科卒業
1977年　東京大学経済学部経済学科卒業
現　在　九州大学大学院医学研究院教授
主　著　『21世紀の医療改革と病院経営』（単著）日本医療企画，2000年（吉村賞）
　　　　『看護経済学──マネジメントの基礎』（共編著）法研，2002年
　　　　『医療制度改革と保険者機能』（共編著）東洋経済新報社，2003年
　　　　『医療経営の基本と実務（上）（下）』（共監修）日経メディカル開発，2006年
　　　　『志なき医療者は去れ：岩永勝義，病院経営を語る』（単著）マスブレーン，2009年　など

次世代型医療制度改革

2009年8月30日　初版第1刷発行　　　〈検印廃止〉

定価はカバーに表示しています

編著者　　田近栄治
　　　　　尾形裕也
発行者　　杉田啓三
印刷者　　林　初彦

発行所　株式会社　ミネルヴァ書房
607-8494 京都市山科区日ノ岡堤谷町1
電話 075-581-5191番
振替口座 01020-0-8076

©田近栄治・尾形裕也ほか，2009　　太洋社・兼文堂

ISBN978-4-623-05425-1

Printed in Japan

社会保障改革

土田武・田中耕太郎・府川哲夫 編著　A5判上製カバー　276頁　定価4200円

高齢化社会をどうとらえるか

ウィリアムC.コッケルハム 著/中野進 監修/家森幸男・西村周三・服部裕之 訳　A5判上製カバー　328頁　定価3150円

保健医療福祉政策の変容

矢野聡 著　A5判上製カバー　296頁　定価3675円

医療崩壊を超えて

田川大介 編著　四六判上製カバー　272頁　定価2100円

―――― ミネルヴァ書房 ――――

http://www.minervasyobo.co.jp/